Docteur Raoul PELISSIER

Externe des Hôpitaux de Lyon

Élève à l'École du Service de Santé Militaire

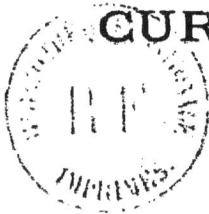

~~~~

CURABILITÉ

DE LA

PNEUMONIE LOBAIRE TUBERCULEUSE

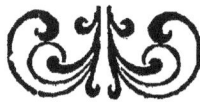

TOULOUSE

Ch. DIRION, LIBRAIRE-ÉDITEUR

22, rue de Metz et rue des Marchands, 33

1913

Docteur Raoul PÉLISSIER

Externe des Hôpitaux de Lyon

Élève à l'École du Service de Santé Militaire

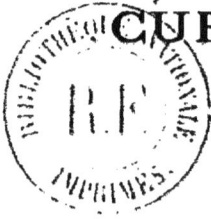

❦

CURABILITÉ

DE LA

PNEUMONIE LOBAIRE TUBERCULEUSE

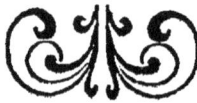

TOULOUSE

Ch. DIRION, LIBRAIRE-ÉDITEUR

23, rue de Metz et rue des Marchands, 33

—

1913

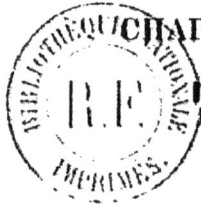

CHAPITRE PREMIER

Introduction

Depuis l'époque où fut définitivement affirmée l'unité des lésions phtisiogènes, il semble que si l'accord est fait sur la nature des produits morbides, le cadre des modalités de l'atteinte tuberculeuse tende de plus en plus à être agrandi. En particulier, la tuberculose pulmonaire, se manifeste suivant des formes très dissemblables les unes des autres et il est classique d'attribuer à chacune une évolution propre et constante. La phtisiologie a depuis longtemps établi la division en tuberculoses aiguës et tuberculoses chroniques. Aux premières est attaché un pronostic fatal après une évolution rapide ; les secondes procédant par poussées, aboutissent par étapes à la consomption terminale, à la guérison quelquefois.

Pourtant dans chacun de ces groupes, les faits cliniques peuvent ébranler la classification la mieux établie. C'est ainsi que la pneumonie, dite caséeuse, au pronostic naguère fatal, a été jugée, ces dernières années, susceptible de s'arrêter dans son évolution.

Dès lors, à côté de la pneumonie caséeuse proprement dite (ce terme étant conservé pour désigner l'affection mortelle à bref délai, rapidement

envahissante), à côté de la spléno-pneumonie de
Grancher, des réactions cortico-pleurales tuberculeuses de Mosny et Mailloizel, du syndrome de
l'embolie bronchique de Sabourin, prenait place
une forme différente du processus tuberculeux :
la pneumonie tuberculeuse curable.

Les pneumonies bacillaires ont été récemment
étudiées par Bezançon et Braun, Horand, Orsat,
Léon Bernard, Devé, Lereboullet, Savy ; de l'ensemble de leurs travaux, d'une vingtaine d'observations que nous avons pu retrouver dans la litté-
rature médicale, se dégage un pronostic variable
mais généralement sévère. Or, il nous a été donné
d'observer auprès de notre maitre le docteur Mollard, un cas extrêmement typique de pneumonie
tuberculeuse qui a été suivi pendant plus de deux
ans. L'évolution favorable nous a amené à recher-
cher parmi les observations antérieurement pu-
bliées, celles qui étaient superposables à celles de
notre malade. Du groupe des travaux récents aux-
quels nous apportons cette modeste contribution,
nous nous sommes attachés à faire émerger un peu
plus cette entité morbide : *la pneumonie tuberculeuse vraiment curable.*

Au cours de ce travail, nous nous proposons de
reprendre l'étude de l'évolution générale des poussées tuberculeuses pneumoniques. Nous exposerons
ensuite leur symptomatologie et de l'analyse des
signes généraux, fonctionnels et physiques nous
essaierons d'extraire les particularités cliniques.
Malgré les difficultés qui s'opposent au diagnos-

tic précoce, nous nous appliquerons à différencier, au point de vue clinique, le foyer d'hépatisation tuberculeuse, en premier lieu de la pneumonie
lobaire aiguë, puis des différentes modalités de
l'atteinte bacillaire susceptibles d'en présenter le
masque. Nous nous attacherons à montrer que le
pronostic, réservé à la période de début, apparait
grave au moment où le bacille de Koch est dépisté
et que l'affection peut tourner cependant vers la
curabilité définitive. Nous esquisserons enfin l'a-
natomie pathologique et la pathogénie des foyers
d'infection tuberculeuse.

Si l'on a pu dire que la tuberculose procédait
par une suite de processus de pneumonie, il apparaît aussi qu'elle peut réaliser d'emblée une pneumonie lobaire, au début dramatique, dont la régression lente est ,cliniquement du moins, susceptible d'être complète. Et une lésion spécifique, mal
identifiée encore au point de vue de l'anatomie pathologique, en raison du nombre limité des observations de cet ordre et de l'absence d'autopsies, vérifie singulièrement cet axiome que dans la tuberculose, la marche et le pronostic de chaque cas en
particulier, si rationnellement prévus qu'ils soient,
donnent lieu fréquemment à des surprises singuliè-
res.

Nous devons l'idée de ce travail à notre maître,
le docteur Mollard. Nous ne saurions l'oublier et
sur le seuil de cette étude, nous tenons à lui expri-
mer toute notre gratitude pour ses précieux con-
seils et sa bienveillante collaboration.

CHAPITRE II

Exposé et délimitation du sujet

La malade observée par M. le docteur Mollard, dont on lira plus loin l'observation détaillée, était au moment de son entrée à l'hôpital, dans un état d'affaiblissement général qui joint à une toux datant déjà de plusieurs mois, accompagnée de point de côté, faisait redouter l'apparition prochaine de localisations pulmonaires importantes. Elle avait eu du reste antérieurement une pleurésie qui avait guéri intégralement et spontanément.

On s'attendait à voir évoluer chez elle une tuberculose chronique banale ; elle présentait seulement à ce moment quelques râles fugaces au sommet gauche, une température de 38 degrés et un peu de dyspnée. Ce n'est que quelques jours après son entrée à l'hôpital, à l'occasion d'une poussée thermique brusque à 39°8, que l'on découvrit en la réexaminant l'existence d'un foyer d'hépatisation pulmonaire se traduisant par de la matité, du souffle tubaire et des râles fins inspiratoires, imposant le diagnostic de pneumonie. Mais il apparut très promptement qu'il s'agissait d'autre chose que de la pneumonie lobaire due au pneumocoque. La température retomba rapidement aux environs

de la normale : le second jour 38°2 le soir ; le quatrième jour 38°4 le matin et 37°4 le soir. Les cinquième et sixième jour, elle fut tout-à-fait normale. Et cependant les signes physiques persis-
taient intégralement. D'autre part cette pneumonie était survenue insidieusement, sans frisson, sans
point de côté, même sans dyspnée, et depuis l'éclo-
sion des lésions, la patiente ne paraissait pas sensiblement plus malade qu'auparavant. Le onzième
jour, au lieu d'une défervescence complète survient
une nouvelle poussée de 39°8 suivie d'un état subfébrile pendant une huitaine de jours au moins. Il
n'y eut jamais de crachats rouillés. En raison du
timbre un peu aigre du souffle tubaire, on fait une
ponction exploratrice pour avoir la certitude de la
présence ou de l'absence d'un épanchement. Cette
ponction est négative, ainsi qu'on s'y attendait,
car les râles sous-crépitants étaient trop nets, trop
rapprochés de l'oreille pour que l'on pût croire à
l'interposition d'une lame même mince de liquide.

La nature tuberculeuse du foyer pneumonique
en raison de l'allure spéciale de l'affection et du
terrain sur lequel elle se développait est alors fortement soupçonnée et le résultat positif des recherches du bacille de Koch dans les crachats vient
confirmer absolument l'hypothèse. Il s'agit donc
bien d'une pneumonie tuberculeuse qui bientôt
tournera à la caséification et l'on ne peut moins
faire que de porter, malgré la bénignité apparente
des symptômes généraux, un pronostic fatal à brève échéance.

Des poussées thermiques, analogues à la précédente, sont enregistrées ; le syndrome stéthacoustique traduisant l'hépatisation persiste, mais contrairement aux prévisions l'état général ne décline pas. On assiste même à une amélioration contrastant avec la constance des signes physiques : la malade prend du poids, s'alimente et accuse seulement des points de côté gauche intermittents. Trois mois après son arrivée dans le service, elle sort de l'hôpital, convalescente. Elle conserve les signes locaux, mais la température est revenue normale et la balance enregistre une augmentation de poids appréciable.

On revoit la malade un an après le début des accidents. Sa santé n'a pas été ébranlée et elle poursuit ses occupations sans aucune gêne. Elle ne crache pas mais tousse encore un peu. La respiration normale ne révèle aucun signe net au niveau de l'ancien foyer hépatisé, mais après les secousses de toux, le souffle et les râles crépitants sont encore perçus.

Un an après cet examen, soit deux ans après le commencement de l'affection, l'état général continue à se maintenir excellent. Le souffle a définitivement disparu et la toux fait seulement apparaitre quelques râles discrets. L'expectoration est nulle.

Cette observation confirme cette idée qu'il existe une forme d'hépatisation tuberculeuse moins grave que la pneumonie caséeuse, et qui après avoir présenté le tableau clinique de celle-ci, peut régresser pour aboutir à la guérison.

La description de l'évolution dans le cas que nous apportons est conforme à ce qu'ont écrit récemment plusieurs cliniciens sur le sujet ; nous allons nous efforcer de le mettre en relief, car il s'agit là d'une donnée toute nouvelle. Le mot de *pneumonie tuberculeuse lobaire* éveille en effet presque fatalement l'idée d'une forme aiguë de tuberculose entrainant la mort au bout de quelques semaines, ainsi que cela a été établi notamment dans la thèse de Riel, faite à Lyon sous l'inspiration du professeur Renaut. Mais il importe de faire, avant d'aller plus loin, des distinctions entre les diverses formes de pneumonie tuberculeuse et de bien délimiter notre sujet.

L'affection peut survenir chez un tuberculeux avéré, présentant déjà des signes pulmonaires stéthoscopiques. Elle surajoute alors son empreinte aux caractères habituels des lésions bacillaires à marche lente. A cause des lésions concomittantes, l'empreinte peut être déformée, de même que l'évolution peut se trouver altérée ; et comme ces cas n'ont pas la soudaineté de début des pneumonies tuberculeuses cliniquement primitives, nous ne les retiendrons pas. Toutefois, l'attention ayant été récemment attirée sur les infections aiguës pneumococciques survenant chez des tuberculeux, nous tiendrons compte de cette antériorité de l'envahissement bacillaire, dans la discussion des faits qui nous occupent, au point de vue du diagnostic avec la pneumonie lobaire cyclique.

Dans les cas que nous visons c'est chez un individu en apparence bien portant qu'éclate l'affection. Les symptômes du début font d'emblée penser à la pneumonie fibrineuse aiguë ; frissons, point de côté, élévation thermique atteignant parfois 40°. La toux s'installe ; plus souvent elle s'exagère, car généralement, une période prodromique a précédé le début apparent de l'hépatisation. L'expectoration peut être absolument semblable à celle de · la pneumonie légitime (Renaut, th. de Riel) : crachats rares, visqueux, adhérents, rouillés ou ambrés, mais elle peut, comme dans notre cas et dans quelques autres observations avoir des caractères moins nets.

A ce cortège des signes initiaux fonctionnels et généraux habituels à la pneumonie franche, se joignent les signes tirés de l'examen du thorax. A la base, généralement à gauche, existe un foyer caractérisé cliniquement par les signes de la densification du parenchyme. On obtient, à la percussion, une matité sur les particularités de laquelle nous reviendrons dans l'analyse des symptômes saillants. La palpation révèle des vibrations augmentées et à l'oreille on distingue un souffle d'intensité et de timbre variables, parfois tubaire, plus souvent voilé et se rapprochant du souffle pleurétique. La présence des râles qui accompagnent toujours le souffle confirme le diagnostic de pneumonie à type aigu. Ces râles sont fins, uniquement répartis dans l'inspiration, réalisant le type des râles crépitants de la pneumonie à son début.

Le tableau symptomatique se poursuit ainsi, pastichant l'affection aiguë à pneumocoques et l'on attend la défervescence critique. Celle-ci pourtant ne se produit pas et les prévisions logiquement basées sur un état général peu modifié, des signes fonctionnels modérés, un cœur non défaillant, ne se trouvent pas vérifiées

La courbe thermique persiste ,irrégulière, dessinant de loin en loin un clocher. Elle a parfois de la tendance à s'abaisser mais la chute ne rappelle en rien celle de la pneumococcie cyclique ; elle s'atténue lentement, faiblement. Les caractères sont manifestement ceux d'une affection où le bacille de Koch peut être incriminé, plutôt que le pneumocoque. Et comme l'amaigrissemnt s'accentue, que l'expectoration tend à la purulence, on en vient à émettre un doute sur la nature du premier agent d'infection; on soupçonne le bacille de Koch. L'examen bactériologique des crachats affirme l'atteinte bacillaire.

Par cette donnée étiologique, la persistance d'un foyer avec tous ses caractères d'hépatisation, l'allure trainante de l'affection, le type de la courbe thermique, les indications pondérales, apparaissent alors comme autant de facteurs commandés par l'envahissement tuberculeux d'un lobe pulmonaire hépatisé. On pense à une pneumonie caséeuse et le pronostic se dresse fatal : on prévoit la mort à brève échéance.

Dans l'éventualité que nous envisageons, ce pronostic se trouve déjoué. D'abord, l'état général, après le fléchissement observé peut demeurer stationnaire, ou bien l'organisme témoigne de sa vulnérabilité au poison tuberculeux par une accentuation des troubles généraux. Mais jamais on n'assiste à une transformation rapide, hâtant le malade vers la cachexie. L'asthénie, l'amaigrissement, ne franchissent pas un certain stade auquel l'appétit est encore conservé. D'ailleurs la courbe thermique espace et diminue ses oscillations, indices des poussées dernières, elle tend de plus en plus vers la normale sans l'atteindre toutefois avant plusieurs mois. Les signes fonctionnels persistent également amoindris ; les points de côté sont plus rares, plus diffus, inconstants et légers. La dyspnée a cessé. La toux apparait fréquemment encore mais elle amène des crachats moins abondants, et, nous le dirons plus loin, moins bacillifères.

Contrastant avec ces modifications heureuses de l'état général et des symptômes fonctionnels, le foyer pulmonaire ne se transforme pas ; aucun indice de résorption ne se fait jour ; les signes physiques paraissent immuables. Bien plus, dans certains cas, on assiste à un paradoxe apparent, en dépit des constatations favorables. Ce foyer qui avait primitivement tous les caractères physiques d'un gros bloc hépatisé, peut, lorsque le souffle prend un timbre creux et que s'humidifient les râles, simuler une véritable caverne. Mais ces si-

gnes sont passagers ; nous nous expliquerons sur
ces bruits pseudo-cavitaires.

Si l'on peut suivre les malades, on constate que
l'état général s'améliore, et bien que l'organisme
retrouve lentement son équilibre, on peut assister
après une longue période, de plusieurs mois, d'un
an même, à la fin d'une poussée qui ne laisse plus
qu'une signature locale. L'augmentation du poids,
la reprise des forces, le retour de la température à
la normale, la disparition des bacilles de Koch
dans les crachats sont autant d'indices qui annon-
cent la guérison mais on ne saurait parler de phénomènes critiques marquant le retour à la santé.
Les étapes successives de la régression des signes
généraux et fonctionnels ,sont parcourues silen-
cieusement et il faut des examens minutieux et
assez espacés pour enregistrer les modifications
favorables. Alors que la toux a cessé ou est considérablement atténuée, que l'expectoration est tarie,
quand le sujet a repris le poids qu'il avait au moment de l'invasion tuberculeuse, les signes locaux
s'estompent ; c'est le souffle qui d'abord s'atténue;
il disparait alors que persistent les râles. Enfin,
ceux-ci cessent d'être perçus, mais dans les cas heureux que nous avons spécialement en vue, la disparition des derniers signes locaux survient chez un
sujet depuis longtemps convalescent et qui a repris
son train de vie habituel.

L'affection dont nous venons de tracer les grandes lignes nous parait constituer le schéma de la
pneumonie tuberculeuse primitive. Mais les varia-

tions qu'elle peut présenter sont nombreuses et les facteurs qui entrent alors en jeu ne sauraient être étudiés dans ce travail. Il est des cas où on assiste à la production des foyers successifs, envahissant successivement les deux poumons (thèse de Braun, observation VI) ; dans d'autres (observation VII de Braun, observation de Mosny et Mailloizel, observation II de Savy) au contact du foyer pneumonique superficiel, la plèvre traduit sa participation au processus par la production d'un épanchement. Les signes se trouvent alors déviés du schéma que nous avons tracé, et à cause de l'atteinte plus étendue de l'organisme, le devenir du malade est plus compromis. Mais nous laissons délibérément de côté ces formes pour cantonner notre étude aux pneumonies tuberculeuses frappant primitivement un lobe à l'exclusion d'autres foyers pulmonaires ou pleuraux.

Chez un sujet, exempt de manifestations tuberculeuses pulmonaires antérieures, le bacille de Koch crée un syndrome clinique dont le début brusque a simulé une pneumonie à pneumocoques et dont l'évolution lente a été celle que nous avons esquissée. Quelle est, à une ou plusieurs années de distance l'état pathologique d'un tel sujet ?

C'est ce que nous allons essayer de déduire des observations que nous avons rassemblées.

Si on dépouille les observations des différents auteurs qui ont publié des cas de pneumonie tuberculeuse guérie, on voit que le nombre de celles qui s'adaptent à notre sujet est limité.

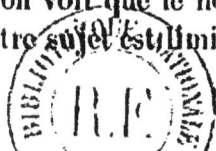

La première en date parait être celle que M. Dévo fit paraitre en mars 1910 dans la *Normandie Médicale* (observation VI de notre thèse). L'auteur a bien voulu nous mettre lui-même en main des documents précis et nous renseigner sur l'avenir de son malade. Après avoir recouvré une excellente santé, le sujet put reprendre ses occupations, mais bien qu'il eût primitivement résisté à l'infiltration massive et prolongée de tout un lobe pulmonaire par le bacille de Koch, il succomba un an après à une poussée aiguë. Toutefois, avec les réserves qu'exprimait M. Devé au moment où le malade sortait de l'hôpital ,nous reproduisons son observation résumée. Elle marque pour la première fois, en matière de pneumonie tuberculeuse, une guérison relative ,inespérée et paradoxale.

Sur les sept cas rassemblés par Braun en 1912, quatre malades (observations II, III, IV, V, de la thèse de Braun) étaient porteurs de lésions bacillaires avant que débutât le foyer d'hépatisation, et s'ils s'acheminent vers la mort, par la tuberculose pulmonaire chronique, après un épisode aigu, ils ne font que reprendre une évolution anormalement interrompue. Un cinquième (observation VI) fait une série de foyers pneumoniques et succombe à l'étendue des lésions ; nous avons mentionné ce cas ci-dessus ; un autre (observation VII) aggrave d'un épanchement pleural une lésion pulmonaire corticale. Il n'y a qu'une observation qui nous paraisse susceptible d'être discutée ; il s'agit (observation I, de Braun) d'un sujet de 26 ans, sans antécédents personnels tuberculeux, qui après un début typique, arrive à l'hôpital avec tous les signes d'une pneumonie gauche. L'allure traînante fait soupçonner la tuberculose et l'examen des crachats décèle le bacille de Koch. La persistance de la fièvre et la fixité du foyer imposent le diagnostic de pneumonie caséeuse, on fait un pronostic fatal. Cependant, on assiste peu à peu à l'amélioration de l'état général tandis que le foyer local persiste. « Deux ans après ce début, rapporte Braun, le malade présente un état général satisfaisant, il peut exercer facilement son métier et localement on constate encore une grosse lésion unilatérale donnant lieu à des signes physiques difficiles à interpréter ; il s'agit d'une petite caverne plus ou moins limitée. » Peut-être ce cas pourrait-il être considéré comme totalement favorable, si l'on tient compte de l'opinion d'après laquelle le timbre cavernuleux peut être dû au voisinage de lésions scléreuses.

Dans une communication qu'il fit en 1912 à la Société Médicale des Hôpitaux de Paris, M. Savy rapportait les observations de quatre sujets, antérieurement indemnes de lésion pulmonaire tuberculeuse qui présentèrent des foyers primitifs d'une base. L'une des observations (observation IV) concerne un malade dont les signes physiques se sont atténués mais n'ont pas complètement disparu au moment où fut publiée l'observation. Voici le résumé de cette observation :

« Pas de lésions de tuberculose pulmonaire an-

térieure. Amaigrissement depuis quelques temps.
Foyer pneumonique à début fébrile, assez brusque,
localisé à la plus grande partie du poumon droit,
avec bacilles de Koch dans l'expectoration. Chute
progressive de la fièvre en plusieurs mois. Persistance des signes d'hépatisation cinq mois après le
début, sans amaigrissement. »

A la sortie de la malade, on notait :

« La malade se trouvant bien demande à partir.
Au dernier examen, on constate que la matité tho-
racique persiste, ainsi que le souffle ; mais ce dernier est notablement moins intense et ne se perçoit plus qu'à la partie moyenne. C'est à ce niveau
seulement que l'on entend encore des râles crépitants fins, mais après les secousses de toux uniquement. On ne perçoit plus de bruits anormaux au
sommet. A l'écran ,on trouve une zone grise au
sommet et à la base, et une zone noire en forme de
bande transversale s'élargissant un peu vers l'aisselle, à la partie moyenne. Depuis une quinzaine
de jours la température n'a pas atteint 38 degrés.
Il y a toujours des bacilles de Koch dans les crachats. »

Dans ce cas et dans les deux observations de M.
Savy (observations VII et VIII de ce travail) il
est à retenir que le malade a guéri de la poussée aiguë. Mais il a poursuivi en d'autres foyers
son évolution bacillaire. S'il n'y a pas eu guérison
générale définitive, il y a eu guérison locale. Le
foyer a régressé, il a même disparu. Il s'agit là de
guérisons relatives.

Les observations de Sabourin relatives aux
« pneumonie nécrosantes » ne nous paraissent pas
ressortir à notre sujet. « Un grand fait domine
toute l'étiologie de la pleuro-pneumonie nécrosan-
te, c'est que jusqu'à présent nous ne voyons pas
une seule observation dans laquelle cette lésion ait
été la manifestation première de la tuberculose.
Parfois elle peut sembler l'accident primitif. Ce
n'est là probablement qu'une apparence. Car en
fouillant un peu l'histoire des malades, on trouve
toujours l'existence antérieure de quelques uns de
ces accidents pathologiques que nous avons appe-
lés les avertissements de la tuberculose », écrit-il,
et d'une façon générale les pneumonies nécrosantes
qu'il envisage éclatent chez des sujets manifestement tarés. Elles ne jouent alors qu'un rôle épiso-
dique dans l'évolution de la maladie, alors que les
foyers pneumoniques que nous avons en vue sont
des manifestations bacillaires primitives, de longue durée, constituant cliniquement toute la maladie.

L'affection décrite par Sabourin dans son traité
Les Embolies bronchiques tuberculeuses, s'accom-
pagne presque toujours de pleurésie, elle tend à la
nécrose et le tableau clinique qu'elle présente est
assez différent du nôtre puisque l'auteur écrit plus
loin : « Un grand fait domine toute la symptomatologie de cette affection, c'est que cette lésion
pneumonique fournit à première vue, on peut dire
neuf fois sur dix, l'impression immédiate que l'on
se trouve en présence d'une caverne tuberculeuse

du poumon. » Ces raisons suffisent à nous les faire abandonner.

En ne se basant que sur les observations rapportées par MM. Devé, Besançon et Braun, Savy, précédemment mentionnées, il ressort déjà que des foyers d'hépatisation tuberculeuse peuvent arrêter leur évolution et même disparaître. Mais le sujet est désormais la proie du bacille et immédiatement après cette atteinte, parfois après un retour apparent à la santé, il devient un tuberculeux chronique.

M. Léon Bernard marque bien la transition entre ces cas de guérison relative et les faits de guérison absolue qui nous occupent plus spécialement lorsqu'il dit : « L'évolution des foyers pneumoniques tuberculeux, paraît obéir aux éventualités suivantes :

« Tantôt ils ne guérissent pas et on perçoit leur existence jusqu'à la mort du malade, c'est la pneumonie caséeuse des classiques. Tantôt la poussée pneumonique guérit mais laisse une séquelle et on voit de pareils cas se terminer par la production d'une petite caverne localisée. Dans une troisième éventualité les foyers pneumoniques aboutissent à la résolution complète et c'est une des surprises les plus imprévues que nous offre la clinique phtisiologique que de voir des altérations d'apparence aussi étendue, des signes semblant traduire une lésion aussi profonde, s'évanouir complètement en quelques mois. »

A côté des guérisons relatives de foyers d'hépatisation tuberculeuse, les cas que nous avons pu grouper (observations I, II, III, IV et V de cette thèse) nous paraissent devoir être considérés comme vraiment curables.

Au cours des recherches auxquelles nous nous sommes livrés ,aussi bien bibliographiques que cliniques, nous avons rencontré des observations à rapprocher des pneumonies tuberculeuses curables, mais nous avons exigé pour les admettre :

1° L'absence d'atteintes pulmonaires tuberculeuses antérieures notables, cliniquement du moins ;

2° La constatation du bacille de Koch dans les crachats et sa disparition ultérieure ;

3° La disparition ou une grande atténuation des signes d'hépatisation, et l'absence de signes cavitaires ;

4° L'amélioration définitive de l'état général (absence de fièvre, poids normal).

Nous avons pu ainsi retenir cinq observations qui reproduisent les caractères que nous venons d'assigner aux foyers tuberculeux curables. Outre celle que nous devons à M. Mollard, nous avons rapporté des faits observés par MM. Lereboullet, Savy, Tecon, Devé.

Il s'agit donc en fait d'une éventualité excessivement rare au cours de l'évolution de la tuberculose. Cinq observations démonstratives pour le nombre immense de poussées pneumoniques observées journellement chez les tuberculeux, ce chiffre suffit à justifier l'intérêt qui s'attache à l'étude de la curabilité de cette forme et à montrer que dans ce travail nous avons du moins étudié des faits véritablement nouveaux.

CHAPITRE III

Observations

Nous avons décrit dans un précédent chapitre l'histoire résumée de la malade observée par M. Mollard.

M. Lereboullet rapporte l'observation d'un homme qui fut pris, en pleine santé apparente, de tous les symptômes d'une pneumonie caséeuse avec grand amaigrissement et expectoration fortement bacillifère. Contrairement au premier pronostic, le malade après une nouvelle poussée pneumonique, trois mois plus tard, se remit régulièrement, reprenant 40 kilos en dix-huit mois, sans autre traitement que la cure hygiénique. Trois ans après ce début pneumonique, il est en pleine santé et un examen radioscopique récent a confirmé l'intégrité des poumons.

Le malade de M. Savy n'accusait pas de lésions pulmonaires tuberculeuses antérieures. Après une période d'amaigrissement et de toux, il présente un foyer pneumonique gauche, à début fébrile assez brusque, avec bacilles de Koch dans l'expectoration. La fièvre persiste pendant quelques semaines et les signes d'hépatisation disparaissent seulement au quatrième mois. La guérison a été

complète. Le malade a engraissé de 10 kilos et nul
incident pulmonaire n'a été noté chez lui.

L'observation de M. Tecon de Leysin est identique.

Dans le cas rapporté par M. Devé (observation V) il s'agit d'un garçon de seize ans atteint
d'une infiltration bacillaire torpide déjà ancienne
du sommet droit. Il fait une première poussée congestive pulmonaire, bénigne et superficielle, à
forme bronchitique bilatérale, à peu près apyrétique, qui s'amende assez rapidement. Puis éclate
la poussée pneumonique du lobe inférieur gauche
avec fièvre élevée, dyspnée, point de côté, toux,
bacilles de Koch dans l'expectoration. La poussée
thermique s'atténue d'abord et la fièvre tombe en
lysis puis disparaît. Plus tenaces sont les signes
stéthoscopiques. Toutefois l'état général s'améliore. Le malade a engraissé en huit mois de
12 kilos. A part une poussée bronchitique, vite
éteinte, il a poursuivi son amélioration. Les signes
d'hépatisation ont disparu et le malade est revenu
au *statu quo*.

De tels faits vérifient la réalité des processus
pneumoniques liés à la tuberculose et démontrent
que des foyers pneumoniques tuberculeux non seulement n'évoluent pas nécessairement vers la fonte
caséeuse mais encore se résolvent définitivement
avec intégrité ultérieure de l'état pulmonaire et de
l'état général.

OBSERVATION PREMIÈRE
(M. Pierre LEREBOULLET).

Il s'agit d'un homme, âgé de trente-quatre ans, qui n'avait jamais été arrêté jusqu'au mois d'août 1909.

Exempt d'antécédents héréditaires, il était marié à une femme bien portante mais ayant eu plusieurs années auparavant une pleurésie tuberculeuse. Une fillette (que j'ai eu depuis l'occasion de soigner pour une broncho-pneumonie grave non tuberculeuse) avait quelques signes d'adénopathie bronchique, mais sans tuberculose avérée.

C'est donc chez un jeune homme sans passé pathologique que, dans le courant d'août 1909, apparurent, à la suite d'un certain surmenage professionnel, des accès de fièvre avec sueurs et toux légères qui ne l'empêchèrent pas de continuer son métier de cuisinier. Vers le 30 août, il eût, au cours d'un accès de toux, une très légère expectoration sanglante. Il rentra à Paris le 2 septembre. C'est alors que je l'examinai pour la première fois. Il avait une fièvre élevée, de la toux, une violente dyspnée, un point de côté gauche. Il s'alita, et pendant quelques jours, il put paraître atteint d'une pneumonie de toute la moitié inférieure du poumon gauche. Toutefois l'amaigrissement rapide du malade, la phase préalable de malaise et de fièvre, l'irrégularité de la courbe fébrile à caractère inverse, l'association aux symptômes de pneumonie de signes suspects au sommet du même côté, l'expectoration plus muco-purulente que franchement rouillée, imposaient l'idée de tuberculose à allure pneumonique. A l'examen des crachats, pratiqué quatre à cinq jours après l'alitement du malade, des bacilles de Koch très abondants furent reconnus dans l'expectoration. L'amaigrissement faisait des progrès rapides. La fièvre, un moment jugulée par la cryogénine et l'aspirine, reprenait, et le diagnostic de pneumonie ou de broncho-pneumonie tuberculeuse s'imposait. La gravité des accidents semblait comporter le pronostic habituel à ceux de pneumonie caséeuse.

Toutefois, la fièvre, après quelques jours, eut une tendance manifeste à s'abaisser et à revenir aux alentours de 38 degrés. L'état général parut s'améliorer un peu, quoique l'expectoration restât abondante et fortement bacillifère, et que les signes physiques fussent toujours très accentués, prenant même dans toute la partie moyenne du poumon un caractère pseudo-cavitaire accusé. Cette amélioration très relative permit de faire partir le malade à la campagne dans le centre de la France, où il suivit un traitement basé sur l'emploi atténué de la médication calcique et de l'opothérapie hypophysaire.

Au début, l'amélioration de l'état général persista, les forces reparurent, la tachycardie (assez marquée pendant le séjour parisien) s'atténua ; la fièvre, très lentement, diminua pour revenir pres-

que à la normale, mais les phénomènes locaux sub-
sistaient, et au dire de son médecin s'accentuaient
même, ne laissant, disait-il, aucun doute ur l'existence d'une lésion ouverte. En décembre, il y avait
malgré l'amélioration évidente de l'état général
(le malade avait repris 4 kilos), encore des signes
physiques accusés (souffle et craquements) dans
toute l'étendue du poumon de la base au sommet,
lorsque brusquement la température remonta à
39°6 et une nouvelle évolution aiguë se manifesta
avec asthénie cardiaque prononcée. A partir du
milieu de janvier, l'amélioration survint à nouveau
et depuis se poursuivit régulièrement, quoique
très lentement, l'élément principal du traitement
étant alors, en dehors de la cure hygiénique, l'u-
sage régulier de la viande crue à haute dose.

J'ai revu ce malade dix-huit mois après le début
des accidents. La transformation était à ce moment remarquable. Il avait repris environ 40 kilos,
ne présentait plus aucun signe subjectif de maladie ; un examen attentif révélait encore de légers
signes dans la moitié inférieure du poumon gauche (submatité, obscurité respiratoire, quelques
râles de frottements), le sommet du même côté
était relativement indemne, quoique vraisembla-
blement touché. La guérison apparente s'accom-
pagnait donc encore de légers signes physiques.
Le malade reprit néanmoins son métier et n'a pas
été depuis ce temps arrêté.

Tout récemment ,je l'ai examiné à nouveau et
j'ai constaté que la guérison peut être considérée

comme complète. L'état général est excellent, le poids atteint, 86 kilos, la musculature est très développée, la poitrine de conformation normale.

L'examen de l'appareil respiratoire est satisfaisant. Peut-être le sommet gauche respire-t-il moins bien que le sommet droit, la différence est minime ; la sonorité est revenue dans la moitié inférieure du poumon gauche, et c'est à peine si l'on y constate, dans les inspirations profondes, quelques légers frottements ou râles superficiels. Cette intégrité clinique à peu près complète des poumons, montrant toutefois que le côté gauche a été touché, se vérifie à la radioscopie.

L'examen ne montre, en effet, au niveau du poumon gauche, aucune indication de lésion circonscrite ; il semble toutefois un peu plus pris que le droit, surtout dans ses deux tiers inférieurs ; les sommets sont généralement clairs tant en avant qu'en arrière ; il n'y a pas trace d'adénopathie médiastinale. On constate seulement que le cul-de-sac costo-diaphragmatique gauche s'éclaire un peu moins profondément qu'à l'état normal. Cet examen confirme donc l'examen clinique, et s'il reste des stigmates très légers de l'affection pleuro-pulmonaire de 1909 (1) (stigmates surtout pleuraux), il n'y a plus aucun indice de lésion tuberculeuse en activité.

(1) Cette communication a été faite à la Société Médicale des Hôpitaux de Paris le 22 novembre 1912.

OBSERVATION II

(M. Paul Savy).

M..., cinquante ans, ne présente pas d'antécédents tuberculeux. En 1906, on le traite par injection iodée pour une hydrocèle d'apparence banale, sans lésion testiculaire. En 1908, congestion pulmonaire passagère de la base gauche.

Depuis le mois de juin 1912, il maigrit et perd ses forces. En juillet, il commence à tousser. Au début du mois d'août, il est pris de fièvre, de points de côte, à gauche, de petits frissons, mais il ne s'alite pas de suite.

Appelé auprès de lui, je constate une température de 39 degrés et un foyer d'hépatisation localisé à la région moyenne antéro-latérale du poumon gauche. A ce niveau, on note une légère submatité sans modifications de vibrations, quelques frottements pleuraux superficiels au-dessous de la clavicule, et, sous le sein, un foyer de râles crépitants, inspiratoires, surtout nombreux après les secousses de toux. A ces râles s'adjoint un souffle tubaire mais d'intensité moyenne. Rien d'anormal à l'examen des autres organes.

La fièvre oscille les jours suivants autour de 38°5 et 39 degrés et baissera peu à peu. Les crachats sont peu abondants, muco-purulents et contiennent quelques bacilles de Koch. La toux est fréquente, quinteuse. La dyspnée est modérée.

On applique une série de vésicatoires sur la région correspondant à l'hépatisation. Le 15 septembre : la fièvre est tombée depuis quelques jours. Le souffle et les râles persistent, sans modification, au même point. Les frottements n'existent plus ; ils n'ont du reste été constatés que tout à fait au début. Le repos au lit est toujours prescrit ; l'appétit revient, le malade recommence à engraisser.

31 octobre. — Le malade a pris 10 kilos en trois mois, depuis le 1ᵉʳ août. La température est toujours normale ; il n'y a plus d'expectoration. Les signes d'hépatisation sont en voie de disparition, le souffle n'existe plus, mais le malade conserve encore quelques râles, après la toux, sous l'aisselle gauche.

5 janvier. — Le malade, complètement guéri, ne présente aucun signe à l'auscultation.

10 novembre 1913. — M. Savy a revu récemment le malade. Son état général est excellent et il poursuit sans aucune gêne ses occupations.

OBSERVATION III
(M. Tecon, de Leysin).

Une jeune fille est bien portante jusqu'à l'âge de vingt-six ans. A ce moment perte insidieuse des forces et amaigrissement.

En août 1910, apparition de la toux, fièvre accompagnée de petits frissons ; un point de côté à gauche s'établit brusquement. La malade s'alite.

Au mois de septembre, l'état reste stationnaire. La température monte chaque jour à 39 degrés maximum ; l'allure de la courbe est très irrégulière ; le minimum oscille entre 36°9 et 38°7. Les bacilles de Koch sont constatés dans l'expectoration.

A l'arrivée de la malade à Leysin, le 6 octobre 1910, l'état pulmonaire est le suivant : Base gauche : matité antérieure et postérieure ; souffle tubaire très net, râles crépitants prédominant à l'inspiration, très nombreux après la toux. Le sommet paraît indemne. La température est à 38°8 — 39, en plateau. Les urines sont normales. Expectoration bacillifère ; bacille de Koch (Gaffky II).

La température se maintient élevée pendant un mois environ, puis s'abaisse à la normale, en lysis lente, en novembre 1910. L'expectoration, très peu abondante, contient toujours les bacilles de Koch (Gaffky II). Les urines sont normales. Au point de vue pulmonaire, les signes d'auscultation sont stationnaires.

En décembre 1910, le souffle tubaire est moins accusé, la température est normale. L'expectoration très peu abondante est toujours bacillifère (Gaffky II). Urines normales.

Janvier 1911. — Les signes d'hépatisation sont en voie de résolution manifeste ; quelques râles sont encore perceptibles après les accès de toux mais le souffle tubaire a disparu. Des bacilles de

Koch sont encore présents dans les crachats. La température est normale.

Au mois de février 1911, les râles ont disparu. L'expectoration est presque nulle ; de nombreuses recherches microscopiques ne permettent pas d'y déceler de bacilles de Koch. Le poids est de 51 kilos 4, en notable augmentation sur celui constaté à l'arrivée. La température se maintient normale.

La malade quitte Leysin en avril 1911 complètement guérie. Le poids : 56 kilos. La température et les urines sont normales. On note une expectoration muqueuse très faible dans laquelle les bacilles de Koch sont absents. Les signes d'auscultation ont disparu.

En octobre 1911, la malade revient à Leysin passer quelques mois pour confirmer sa guérison. Celle-ci s'est maintenue sans incident ; l'auscultation ne révèle à la base gauche qu'une respiration très légèrement rude. La malade ne crache pas. Le poids s'est maintenu à 56 kilos ; la température a été constamment normale.

Le malade quitte Leysin en mars 1912, en excellent état de santé et actuellement (avril 1913) elle se porte bien, n'a jamais eu de rechute malgré une existence très remplie et très fatigante.

OBSERVATION IV
(M. MOLLARD).

M. F..., 25 ans, entre à la salle Sainte-Marie, n° 22, le 7 novembre 1911, parce qu'elle tousse.

Mère morte à 43 ans, diabétique.

Père mort à 56 ans, de bronchite.

Un frère mort à 22 ans, de bronchite.

Un frère en bonne santé.

Personnellement, on note une rougeole dans l'enfance.

Elle a contracté à 14 ans la fièvre typhoïde.

Mariée, elle a eu une fille bien portante. Pas de fausse couche.

Pleurésie gauche en 1906, non ponctionnée, soignée dans le service du docteur Lyonnet. Elle tousse quelque peu depuis cette époque mais n'a jamais eu d'hémoptysie.

La malade vint consulter en août se plaignant de points de côté, de toux, d'affaiblissement général. Elle racontait que son enfant ayant la coqueluche, elle devait se surmener. On lui conseilla d'entrer à l'hôpital mais elle s'y refusa. On lui dit alors de se soigner chez elle par le repos. Elle resta alitée pendant une quinzaine de jours. A ce moment on soupçonnait chez elle le début d'une tuberculose pulmonaire mais les signes faisaient encore défaut.

En novembre, elle revient à l'hôpital se faire examiner. Son état général est à peu près le même qu'au mois d'août, cependant on entend quelques râles discrets au sommet et particulièrement à gauche.

Quelques jours après, à l'occasion d'une poussée thermique, on la réexamine et on constate les signes suivants (1) :

_____

(1) Nous reproduisons l'observation prise dans le service.

Malade au visage coloré, à l'aspect floride.

Appareil pulmonaire : En arrière, la percussion du sommet gauche révèle une légère submatité. De ce même côté, on note à la base une zone de submatité, très étendue, remontant légèrement au-dessus de la pointe de l'omoplate. Les vibrations sont mal perçues des deux côtés à cause de l'épaisseur des téguments superficiels ; toutefois elles paraissent augmentées à la base gauche.

A l'auscultation des deux sommets on ne perçoit aucun signe suspect. A la base gauche et sur la même zone que la matité, on entend un souffle aux deux temps de la respiration ,mais plus accentué cependant à l'expiration. Il n'est pas lointain, voilé comme un souffle pleurétique ordinaire et parait sous l'oreille. Dans la même région que le souffle nombreux râles sous-crépitants. Egaphonie et pectoriloquie aphone.

En avant : Le sommet droit sonne moins bien que le gauche. Légère exagération des vibrations à droite. Du même côté, la respiration est moins intense, mais sans râles surajoutés.

Appareil cardio-vasculaire. — Pointe dans le 5ᵉ espace. Bruits réguliers et normaux aux divers orifices. Le pouls est lent de tension moyenne.

Appareil digestif. — Langue normale. Un certain degré d'anorexie. Mais la malade digère bien ce qu'elle prend.

A plusieurs reprises, toux émétisante.

Les selles sont régulières. Foie et rate normaux.
Pas d'albumine dans les urines.

Rien de spécial au point de vue du système nerveux.

La température est aux environs de 38°.

10 novembre. — La température qui est de 37°7 le matin s'élève le soir à 39°8.

13 novembre. — Persistance des signes d'hépatisation de la base gauche. La température présente pour la première fois le type inverse. 38°5 le matin ; 37°4, le soir. Une ponction exploratrice est pratiquée ; on ne retire aucun liquide.

15 novembre. — Examen bactériologique des crachats. Présence de bacilles de Koch. Aucun autre élément spécial.

16 novembre. — On a mis deux topiques. L'état général de la malade paraît amélioré ; elle se déclare mieux. On note à la base gauche la persistance d'un souffle très net aux deux temps, accompagné de râles sous-crépitants.

Radioscopie : Ombre à la base gauche sans limite supérieure nette. Le cœur est attiré à gauche. Les deux sommets sont un peu gris en avant.

23 novembre. — La malade dont la température avait depuis le 13 novembre oscillé entre 37°3 et 38° a présenté le soir une température de 39°9.

On notait 38°6 le soir du 21 et 38°8 le 22.

Aujourd'hui 37°4 et 37°6.

10 décembre. — Nouvelle poussée thermique. Le thermomètre monte à 39 le soir. Poids, 58 kilos.

27 décembre. On note encore une élévation brusque à 39 degrés.

29 décembre 1911. — Le poids est de 59 kil. 500.

10 janvier 1912. — Poids : 61 kilos.

3 février 1912. — La malade est nettement amé-
liorée au point de vue général. Elle garde de temps
en temps des points du côté gauche. Les signes
physiques de la base persistent identiques. Elle n'a
plus de fièvre et sort de l'hôpital.

4 décembre 1912. — Le malade vint se montrer.
L'état général est excellent. On note une augmentation de poids de 3 kilos. Pas d'expectoration ;
mais la toux persiste. Les signes physiques sont
toujours perçus mais considérablement atténués ;
il faut faire tousser la malade pour entendre le
souffle et les râles crépitants qu'on ne perçoit pas
dans la respiration normale.

10 octobre 1913. — La malade a passé deux
mois à la campagne l'été dernier. Depuis lors elle
va très bien et a considérablement engraissé. Son
poids était de 70 kilos avant sa maladie et elle était
tombée à 58 au cours de l'affection. Elle pèse actuellement 69 kilos.

Elle s'est enrhumée mais rien n'a troublé son
état général. La malade n'expectore plus du tout.

A l'auscultation : En avant, sonorité légèrement
diminuée du côté gauche, au sommet.

Inspiration un peu rude à droite. Expiration
légèrement prolongée des deux côtés.

En arrière : Diminution de la sonorité à gauche

dans toute la hauteur du poumon. Respiration forte aux deux sommets et surtout à droite.

On ne note rien de particulier à la base droite.

A la base gauche : murmure vésiculaire à peu près normal dans la respiration ordinaire. On ne perçoit plus de souffle. La toux fait apparaître quelques râles fins inspiratoires. Ces râles ne sont pas entendus dans la respiration ordinaire. On n'en entend aucun dans tout le reste des poumons.

L'examen radioscopique montre une obscurité très accusée de la base gauche ; on n'arrive pas à voir les mouvements du diaphragme. Les fosses sus-épineuses sont très grises.

OBSERVATION V

M. DEVÉ (Résumé).

L... (Edmond), 16 ans, pupille de l'Assistance, employé comme garçon de ferme aux environs de Rouen, entre à l'Hospice Général le 27 janvier 1912.

Il déclare tousser de temps à autre depuis environ un an, davantage depuis quelques jours. Il aurait maigri dans ces dernières semaines.

On note à l'entrée des signes d'infiltration tuberculeuse du sommet droit avec poussée aiguë bronchitique bilatérale. Expectoration assez abondante, d'aspect bronchitique, muco-purulente. Le microscope y révèle la présence de bacilles de Koch. L'état général est bon, l'appétit persiste.

Cet état persiste les jours qui suivent. La température oscille entre 37 et 37°6. Le 9 février on perçoit en outre des frottements pleuraux aux deux bases.

Brusquement, sans avoir commis d'imprudence, sans s'être levé, le malade était pris le 24 février, d'un fort point de côté dans l'aisselle gauche. La température qui, le matin même, était à 37°3, montait d'un bond à 39°2.

Le 25 février, le thermomètre atteignait 39°8. Dyspnée, toux vive ; point de côté persistant, exagéré par la toux, malgré les cataplasmes sinapisés et les enveloppements humides. Expectoration à la fois muco-purulente et séreuse, non rouillée.

A l'examen du thorax : en avant, tympanisme sous la clavicule gauche; en arrière submatité dans le tiers inférieur du poumon. Respiration très diminuée, inspiration à peine perceptible, expiration présentant une ébauche de timbre soufflant ; bronchophonie légèrement égophonique. Nombreuses crépitations humides.

La température descendait un peu, le 26 et le 27 février (38°4 le matin, 38°9 le soir) pour remonter à 39°9 le 28 février. La submatité de la base gauche fait maintenant place à de la matité franche qui occupe toute l'étendue du lobe pulmonaire inférieur. A ce niveau, souffle tubaire ou plus exactement tubo-pleurétique, sans égophonie. Les râles humides sont moins nombreux. L'expectoration muco-purulente, non sanglante, renferme de nombreux bacilles.

1" mars. — Septième jour de la poussée pneu-

monique : la température reste au-dessus de 39°
(39°5, 39°6). Cependant, le malade se trouve mieux ;
il souffre moins de son côté et a dormi. L'examen
montre que le foyer pneumonique s'est étendu en
avant et a gagné la languette de Luschka. On constate, en effet, en avant, de la matité à partir du
3ᵉ espace intercostal gauche, avec silence respiratoire (sibilances lointaines). La sonorité de l'espace
de Traube est conservée. En arrière, matité avec
diminution des vibrations, absence de murmure
vésiculaire, remplacé par un souffle tubo-pleurétique ; broncho-égophonie. Pas de râles. Deux
ponctions exploratrices restent négatives ; l'aiguil-
le pénètre dans le parenchyme pulmonaire con-
densé. Au sommet droit, les râles sous-crépitants
persistent. Par contre, les signes pleuraux de la
base ont disparu.

Après avoir oscillé autour de 39° pendant trois
jours encore, la température descend en lysis, à
partir du 5 mars et, après le 8 mars, elle n'atteint
plus 38° le soir. Les signes stethoscopiques se sont,
durant ce temps, très peu modifiés : persistance de
la matité et du souffle.

15 mars. — Le souffle tubaire a beaucoup diminué d'intensité et l'on perçoit des râles crépitants
humides de retour. La matité est remplacée par de
la submatité.

19 mars. — La respiration est encore un peu
soufflante è la partie moyenne du poumon et mê-
lée de râles crépitants de retour.

27 mars. — Murmure vésiculaire diminué dans

le tiers inférieur du poumon gauche, avec vestige
de souffle tubaire à la toux. Frottements humides
à la base. Les signes du sommet droit n'ont guère
bougé. Submatité sous la clavicule, avec respiration rude, quelques frottements et quelques râles
sous-crépitants à la toux.

Depuis le 19 mars, la température n'a plus dé-
·passé 37°7 le soir. Le poids qui était tombé de 44
kilos (20 février) à 41 kilos 700 (14 mars) — pendant la·poussée pneumonique — remonte rapidement atteignant 46 kilos le 25 avril.

A partir du 18 avril, le malade est envoyé à l'aé-
rium où il passe toutes ses journées. La température
rectale n'a jamais dépassé 37°6, le soir.

Les signes d'auscultation ne disparaissent que
très lentement. Au commencement de mai (trois mois
après la poussée pneumonique), il reste encore à
la base gauche de la submatité avec grosse diminution du murmure vésiculaire, des sous-crépitants, des frottements, et, à la toux, quelques râles
crépitants. Le 12 juin, la recherche du bacille de
Koch est toujours positive, bien que l'expectoration se borne à deux ou trois crachats.

L'état général continue de s'améliorer. Le thermomètre ne dépassera plus 37°4 le soir. le poids
atteint 52 kilos 600 à la fin de juillet. Il était de
54 kilos à la fin d'octobre.

A ce moment, le malade est dans un état de
santé en apparence excellent. Depuis longtemps,
il ne tousse et ne crache pour ainsi dire plus. Pas

de fièvre. Il reste une grande obscurité de la respiration à la base gauche.

L'examen bactériologique négatif à deux reprises, révèle encore des bacilles le 23 octobre.

L'examen radioscopique, pratiqué le 9 novembre, n'a montré qu'une légère pénombre au niveau du sommet droit ; à gauche, du sommet à la base là clarté pulmonaire était sensiblement normale ; mais de ce côté, la mobilité du diaphragme était nettement diminuée.

A ce moment, le sujet ne semble conserver, comme séquelle du foyer pneumonique éteint, que de la symphyse pleurale accompagnée peut-être d'un certain degré de splénisation du parenchyme pulmonaire. A la suite d'un refroidissement se produit une poussée congestive de type bronchitique. Malgré cet épisode aigu, la température revient rapidement à la normale, le sujet reprend même un kilo dans les 15 jours qui suivent de sorte que parti de 43 kilos à son entrée, il pèse aujourd'hui 56 kilos 5. L'expectoration ne renferme actuellement plus de bacilles.

OBSERVATION VI
M. DEVÉ (Résumé).

D... (Albert), 20 ans, apprenti verrier. Entré le 25 juin 1909. Avait fait un premier séjour dans le service du docteur Devé pour une diarrhée qui guérit en deux mois. A cette époque on avait eu l'attention attirée du côté de la tuberculose par le

facies suspect du malade et par ses antécédents
héréditaires (mère morte phtisique).

Mais l'examen des poumons n'avait révélé que
des modifications du murmure très discrètes au
sommet droit.

Peu de temps après sa sortie, le malade fut repris de diarrhée, perdit l'appétit, se mit à maigrir
et à perdre ses forces. Puis, au bout d'un mois, il
fut pris d'un violent point de côté à gauche, bientôt suivi de toux, d'oppression, de fièvre. Trois
jours après il entra dans le service. A ce moment,
on constate au poumon gauche un peu de skodisme,
sous la clavicule et dans la moitié inférieure de
l'organe une grande obscurité du murmure sans
souffle ni râles. Au sommet droit, en arrière, submatité, obscurité du murmure et quelques râles
sous-crépitants après la toux. Température 38°9,
39°4.

28 juin. — La matité de la base gauche s'est ac-
centuée, diminution des vibrations vocales. A ce
niveau, souffle tubaire intense et superficiel avec
quelques crépitations.

Pas de crachats pneumoniques. Expectoration
spumeuse, Persistance des râles sous-crépitants
au sommet droit. Etant donnés les antécédents du
malade, son amaigrissement, son facies, la période
prodromique des accidents pulmonaires, on porte
le diagnostic de pneumonie caséeuse. L'examen des
crachats ,pratiqué au septième jour, y révèle d'ailleurs une quantité prodigieuse de bacilles de Koch.

Les jours suivants, le foyer pneumonique s'étend

gagne le lobe supérieur gauche. Puis les signes de
congestion et d'hépatisation envahissent le poumon droit. La température après avoir dépassé 40°
oscille et tend à descendre. L'expectoration est
toujours muqueuse, spumeuse, non purulente ni
rouillée. L'oppression est intense ; le malade maigrit à vue d'œil ; il a des sueurs profuses, des vo-
missements, de la diarrhée. On fait un pronostic
fatal à brève échéance.

Pourtant pendant le mois d'août la température
baisse progressivement, l'état général s'améliore.
Le 1er septembre, le malade, complètement apyrétique, n'a plus de dyspnée et très peu de toux et
d'expectoration. Il est très amaigri mais il se re-
met à manger. Au poumon, il ne reste plus à gauche que de la submatité, avec diminution des vibrations, obscurité respiratoire et quelques frottements pleuraux. Au sommet droit, il persiste une
respiration soufflante et des râles sous-crépitants
nombreux à la toux.

Les semaines suivantes l'état s'améliore. Six
mois après le début des accidents pulmonaires
aigus, il reste du côté gauche une légère submatité
avec diminution du murmure (symphyse pleurale
très probable) et du côté droit une respiration
soufflante au sommet avec quelques râles sous-
crépitants (induration pulmonaire avec petit foyer
de ramollissement). La radioscopie montre une
obscurité du sommet droit et une pénombre discrète
de la moitié inférieure du poumon gauche, avec
légère diminution de la course du diaphragme. Le

malade a engraissé, il pèse 3 kilos de plus qu'avant
le début de son affection, il tousse et expectore à
peine, mais conserve des bacilles dans ses crachats.

C'est dans cet état que le malade sort de l'hôpital. Il reprend immédiatement son travail de commis de magasin et présente pendant un certain
temps l'apparence d'une bonne santé. Il se marie
même au bout d'une année. Mais il revient quelques mois après à l'hôpital, amaigri, cachectique,
anhélant, cyanosé, porteur de signes cavitaires
aux deux sommets et meurt quelques semaines plus
tard.

OBSERVATION VII
M. SAVY

Résumé . Amaigrissement et température subfébrile depuis quelques semaines sans signes physiques appréciables de tuberculose pulmonaire.
Foyer pneumonique à gauche à début brusque avec
hémoptysie et température élevée. Persistance de
l'hépatisation et de la température fébrile et irrégulière pendant plus de trois mois, avec bacilles
de Koch dans l'expectoration. Disparition totale
des signes physiques, de la fièvre et de l'expectoration. Quelques temps après, pleurésie droite,
puis pleurésie gauche.

L. C..., étudiant, s'est surmené par une vie in-
tellectuelle intense. Pendant tout le cours du prin-
temps, il a eu des malaises indéfinissables, parfois
même des crachats sanglants.

Il vient me voir pour ces symptômes en juillet 1911. La température atteint le soir 38°2, l'amaigrissement est assez notable. L'examen pulmonaire ne révèle qu'un peu d'obscurité au sommet gauche. Je conseille le repos au lit pendant quelque jours, puis le départ à la campagne.

Le 31 août, brusquement, la température monte à 40 degrés ; une hémoptysie abondante survient ; la dyspnée est intense. L'examen physique ne peut être pratiqué convenablement que deux jours après; mon ami le docteur Sancrot (de Mâcon) et moi-même constatons au niveau de la pointe de l'omoplate gauche un souffle tubaire intense mêlé de râles crépitants très nets sans matité, ni modification notable des vibrations.

Les jours suivants, la température oscille irrégulièrement entre 38 et 39°2 ; certains jours elle demeure autour de 39°4 et d'autres autour de 38°5. Les crachats sont épais, parfois rouges ; ils contiennent de nombreux bacilles de Koch. La dyspnée est vive.

Les signes d'hépatisation sont d'une fixité remarquable ; le souffle tubaire et les râles crépitants persistent.

Le 27 septembre, la température ,qui n'était plus que subfébrile aux environs de 38 degrés remonte de nouveau ; les signes d'hépatisation persistent.

Le 10 novembre, la température oscille entre 37 et 38 degrés. Le foyer pulmonaire commence à se résorber, le souffle s'atténue ; les râles deviennent plus gros, s'accompagnent de quelques frottements. Rien aux sommets, l'état général s'améliore.

Le 27 décembre, le malade n'a plus de fièvre, plus d'expectoration ; il ne reste rien de son ancien foyer ; il se lève et mange avec appétit.

Le 6 janvier, la température remonte : pleurésie droite avec épanchement séreux, qui évolue en un mois, sans signes pulmonaires.

Le 9 mai 1912, nouvelle poussée thermique : pleurésie gauche à grand épanchement nécessitant trois thoracentèses en quinze jours. On retire chaque fois un litre de liquide séro-fibrineux.

Le 21 novembre 1912, le malade n'a plus de fièvre. Il conserve un peu de liquide dans sa plèvre gauche. *Il ne reste aucune trace de l'ancien foyer pulmonaire.*

OBSERVATION VIII

M. Paul Savy (n° 508 de la collection J. Courmont ; recueillie par M. Beauc-Perdacet, interne du service).

Résumé : Pas de tuberculose pulmonaire antérieure ; toux et amaigrissement depuis plusieurs mois. Foyer pneumonique de la base gauche, à début fébrile assez brusque, avec bacilles de Koch dans l'expectoration. Persistance des signes d'hépatisation et d'une température irrégulière à type inverse pendant plus de trois mois. — Disparition des signes physiques et de la fièvre. — Un mois après la guérison : laryngite tuberculeuse au début, sans ulcération ; tuberculose en évolution des deux sommets.

V. S..., 38 ans, mécanicien, entre à l'Hôtel-Dieu, service du docteur J. Courmont, le 20 août 1912. Les parents sont morts âgés, d'affection pulmonaire. Il est éthylique.

Il tousse depuis l'hiver dernier. Il y a quelques jours, il a été pris assez brusquement de frissons, dé fièvre, et il a dû s'aliter le 16 août avec du délire. Pas de point de côté.

A l'entrée, on ne constate aucune lésion bacillaire des sommets ; mais un foyer pneumonique localisé à la base pulmonaire gauche et caractérisé par de la submatité avec diminution légère des vibrations, souffle tubaire assez faible, râles souscrépitants, nombreux et assez gros, s'étendant depuis l'angle de l'omoplate jusqu'à la base, en arrière et latéralement.

La température est élevée, oscillant entre 39 et 40 degrés ; la toux est fréquente ,l'expectoration purulente est abondante, un peu fétide, et contient de nombreux bacilles de Koch.

Rien à signaler du côté des autres organes.

La radiographie révèle une légère obscurité des sommets, et une zone obscure de forme vaguement triangulaire à base périphérique située à la partie moyenne du poumon ; le sinus costo-diaphragtique est clair.

L'examen du malade à plusieurs reprises (31 août, 3 septembre, 7 septembre) signale une température toujours élevée, à type inverse, la persistance de l'expectoration qui perd sa fétidité mais contient toujours des bacilles de Koch, et la persistance, également, du foyer pneumonique de la base gauche.

Le 7 octobre. — La fièvre, qui avait diminué progressivement, a disparu complètement. Les signes pulmonaires, après une révulsion intense à l'aide de vésicatoires, se réduisent à quelques râles à timbre sourd. L'expectoration, presque tarie, ne contient plus de bacilles de Koch ; la radioscopie ne montre qu'une ombre légère et floue en voie de disparition.

Le malade engraisse. Il pesait à l'entrée 61 kilos environ. Pendant les trois premiers mois, il perdit 3 kilos (58 kilos le 6 octobre), puis la reprise fut progressive jusqu'à 61 kilos.

6 décembre. — *Le malade est apyrétique depuis deux mois. Il n'a plus de signes pulmonaires et se déclare complètement guéri. Il quitte le service.*

2 janvier 1913. — Le malade revient à l'Hôtel-Dieu pour une laryngite aiguë, sans ulcérations. La température commence à monter dès le lendemain.

25 janvier. — La température est élevée sans type inverse. Amaigrissement de 4 kilos en trois semaines. Râles humides aux deux sommets. Base gauche toujours indemne. Poumons pommelés à la radioscopie. Bacilles de Koch dans les crachats.

30 janvier. — Le malade quitte le service en mauvais état.

CHAPITRE IV

Symptômes

De l'étude détaillée des observations qui précèdent se dégage une symptomatologie précise. Elle
corrobore l'analyse de l'affection, telle que l'ont
établie dans leur mémoire MM. Bezançon et Braun.
Nous la reprendrons en envisageant strictement les
cas de curabilité indiscutable que nous avons réu-
nis.

Période prémonitoire. — La soudaineté de l'affection n'est qu'une apparence et toujours les malades accusent pendant les mois qui précèdent le
début, de l'amaigrissement et de la perte des forces. Chez un sujet indemne de lésions pulmonaires
appréciables ,l'apparition de la toux, un certain
degré d'anorexie, l'aptitude plus grande à la fati-
gue joints à la diminution de poids et à l'asthénie,
constituent un faisceau de prodromes qu'on dis-
cerne toujours, dans le récit du malade, bien avant
le premier événement pathologique brutal. Et la
constatation de ces signes frustes d'invasion bacillaire, à cause de l'absence d'antécédents pulmonaires pourra aiguiller aussi bien le diagnostic
précoce vers une atteinte grippale, une pleurésie,
une bronchite. Dans les observations que nous en-

visageons, la période prémonitoire a toujours été
de plusieurs semaines, parfois de plusieurs mois.
On peut, au cours de ces prodromes observer une
hémoptysie, ainsi que l'a noté M. Savy et cet accident acquiert alors d'autant plus de valeur que le
sujet n'avait pas été considéré jusque-là comme tuberculeux.

..Début. — Le terrain est préparé par cette période de plusieurs semaines ou de plusieurs mois qui
a précédé le début ; le bacille va frapper soudainement l'organisme débilité. Les phénomènes d'invasion brusque miment en partie les premiers symptômes d'une pneumonie lobaire aiguë à pneumocoques : frisson, point de côté, fièvre. A un examen
attentif, il apparait que les caractères initiaux
sont moins sévères dans la pneumonie bacillaire que
dans la pneumonie légitime. La première température observée est rarement 40°; on note plutôt 39°
et même 38°5. Il est vrai qu'en raison de la rapi-
dité du début, l'ascension thermique initiale peut
ne pas être enregistrée, mais si elle atteint 40° elle
ne s'y maintient pas longtemps. De plus, le plateau
classique de la courbe pneumonique peut ne pas se
retrouver ici aussi rigoureusement et il existe parfois
dès le début, une certaine irrégularité dans le tracé
thermique. Cette irrégularité est manifeste dans le
cas de M. Lereboullet .L'état général du malade
n'est pas aussi violemment frappé que dans l'infection à pneumocoques : des frissonnements plutôt
que le frisson classique, une dyspnée et une immo-
bilisation douloureuse moindres, un facies peu al-

téré, pâle ; en un mot le début est nettement caractérisé mais moins dramatique que dans la pneumonie lobaire aiguë.

Symptômes fonctionnels. — *Point de côté.* — Il est
signalé dans tous les cas, siégeant à la base gauche,
c'est-à-dire du côté de la lésion. Il s'atténue assez
rapidement bien que sa disparition soit extrêmement lente et qu'il subisse quelques exacerbations.
Sa constance, à défaut de son intensité, attirera
l'attention sur les organes thoraciques et il constitue un excellent élément de diagnostic précoce. Sa
localisation est variable ; il est le plus souvent accusé en arrière, à la base.

Dyspnée. — Assez peu marquée au début, elle
ne s'exagère que rarement dans la suite. La dyspnée, pas plus que le point de côté, ne saurait donner d'indication sur la gravité, l'étendue et la durée d'évolution des lésions qu'elle traduit. Dans
aucun des cas curables que nous analysons il n'y
eut d'indication fournie par la dyspnée. Le seul
cas où ce signe fut exagéré concerne le malade de
M. Devé (observation V). Or, nous considérons
cette observation comme la moins démonstrative
puisque le sujet présentait une lésion concomit-
tante du sommet droit.

Toux. — Elle précède le début de l'affection,
peu accusée toutefois. D'abord quinteuse, elle peut
être émétisante mais il n'y a aucun rapport apparent entre son intensité et l'état du parenchyme
lésé.

Symptômes physiques. — Ce sont les symptômes classiques de la pneumonie lobaire aiguë qui objectivent le foyer. Nous avons noté l'unilatéralité du foyer, son siège constant à la base gauche, avec prédominance des signes en arrière. Le parenchyme pulmonaire est en général indemne partout ailleurs.

Cette densification spécifique du poumon présente-t-elle des caractères spéciaux ? Les vibrations vocales sont augmentées dans les cas que nous retenons et la percussion décèle de la submatité plutôt que de la matité franche. C'est l'auscultation qui met en relief les caractères les plus nets.

Le souffle est le principal symptôme, son apparition contemporaine du début brusque fait porter le diagnostic de pneumonie. Certains auteurs ont décrit au souffle de ces affections tuberculeuses les attributs classiques du souffle pneumonique, rude, tubaire, survenant à la fin de l'inspiration. Il semble qu'il soit dans nos observations plus doux, plus voilé, à tendance pleurale, à tel point que dans plusieurs cas on a pratiqué une ponction exploratrice pour éclaircir le diagnostic. Le terme de tubo-pleural nous paraît consacrer une modification fréquente ; dans l'observation de M. Mollard le caractère tubaire était d'abord noté, il s'effaçait pour laisser un peu plus tard la prédominance au type pleural. C'est au centre de la zone submate, en arrière, que le souffle est le mieux perçu. Tubaire, tubo-pleural, pleural, telles paraissent être les étapes du souffle au cours de l'affection. Sa durée totale est variable, les observations en témoignent, mais il est à remarquer que toujours, après des semaines ou des mois, quand s'éteindra le souffle, les râles persisteront.

Les bruits surajoutés doivent-ils être interprétés comme les râles crépitants typiques habituels à la pneumonie franche ? On a décrit autour de la région soufflante une zone où étaient perçus des râles extrêmement fins, uniquement inspiratoires, et dans ce cas les signes auditifs sont rigoureusement ceux que confère le pneumocoque au tissu qu'il lèse ; ailleurs on décrit des râles sous-crépitants, mais le plus souvent c'est le type crépitant pur qui a été observé. Les râles fins que la toux fait encore apparaître de longs mois après le début de l'affection sont le plus communément très discrets et demandent à être activement recherchés. Il faut savoir enfin que, dans le cours de l'évolution, des râles muqueux peuvent apparaitre dans les bronches, d'où production de signes pseudo-cavitaires; en effet, ces râles du fait de leur naissance en milieu induré prennent le caractère de gros râles bullaires éclatants, analogues à ceux qu'on entend dans les cavernes, mais ces râles sont généralement fugaces et on assiste toujours à leur disparition.

A l'auscultation de la voix, on note du retentissement au niveau de la zone hépatisée. Lorsque le souffle devient plus doux, plus voilé, plus pleural, on obtient de la pectoriloquie aphone et de l'égophonie ; ces signes tendent à affirmer le diagnos-

tic de pleurésie que vient démentir une ponction
exploratrice négative.

La ponction exploratrice n'est à retenir que comme moyen de diagnostic. Dans aucune des observations que nous avons groupées, il n'y a eu de
participation pleurale.

Expectoration. — Dans aucun des cas rapportés par M. Savy, pas plus que chez les malades de
MM. Lereboullet, Mollard, Devé, l'expectoration
n'a le ton rouillé des crachats pneumoniques. Généralement muco-purulente, elle est toujours bacillifère. Nous rappellerons plus loin, en établis-
sant les caractères anatomiques de ces foyers tuberculeux les analyses microscopiques des crachats
réalisées par MM. Bezançon et Braun. Il est à retenir enfin que dans les cas curables, les crachats
ont toujours été peu abondants.

Radioscopie. — MM. Weill et Mouriquand ont
démontré au moyen d'études radioscopiques le parallélisme qui existait entre les données fournies
par la radioscopie et les signes d'auscultation; à la
zone ombrée correspond un foyer de souffle et de
râles. « Cette zone ombrée, dit M. le professeur
Weill, correspondant au foyer pneumonique affecte une forme triangulaire dont la base siège au
niveau de l'aiselle et dont le sommet s'enfonce vers
le médiastin et le hile. Au début, le sommet s'arrête
à mi-chemin en plein parenchyme pulmonaire, puis
il s'étend. Le triangle radioscopique axillaire est
déformé peu à peu par l'extension du processus et

le sommet se prend tout entier, devient sombre et
noie le triangle. Mais au moment de la résolution
ce dernier reparaît, comme s'ils correspondait à
une lésion prédominante du processus pneumonique. »

Chez la malade observée par M. Mollard, l'examen aux rayons X ne permettait d'observer qu'une
zone obscure simulant l'empâtement d'un épanchement mais sans limite supérieure nette. Cette obscurité à l'écran a persisté ; au cours d'un récent
examen, on n'arrivait pas à discerner les mouvements du diaphragme. Ainsi à aucun moment dans
l'évolution, on n'a distingué d'ombre triangulaire.
Chez deux malades observés radioscopiquement par
M. Savy le foyer pneumonique présentait une ombre vaguement triangulaire, mais à sommet très
arrondi; ces images n'étaient pas identiques à celles décrites par MM. Weill et Mouriquand.

Symptômes Généraux. — Ce sont les signes généraux qui constituent les phénomènes les plus caractéristiques de l'affection.

Courbe thermique. — Après la température
éphémère du début, on peut observer deux types
de courbes : tantôt comme dans la pneumococcie
un plateau autour de 39° qui se maintient plusieurs jours ou bien des oscillations de cinq à huit
dixièmes de degré autour de 38°. Le premier cas
se ramène assez vite à ce dernier. Ce tracé thermique est longtemps persistant. Il présente un certain nombre de particularités. La défervescence
critique ne se produit point, elle ne s'esquisse mê-

me pas, et à défaut de l'analyse des crachats, c'est
là la première présomption en faveur d'une étiologie bacillaire.

Les oscillations constituent une caractéristique
constante des tracés thermométriques. L'amplitude
de ces oscillations est rarement supérieure à un degré. La courbe serait monotone si de loin en loin ne
se dessinait un clocher brusque, sans lendemain.
C'est le cas de notre malade où sans aggravation
locale, sans phénomène subjectif dénoncé, la fièvre
à trois reprises s'éleva soudainement de 2 degrés
environ. Cette particularité se retrouve dans les
feuilles de température de plusieurs malades.

La nature tuberculeuse de la maladie se révèle
encore par les caractères inverses qu'affecte parfois le tracé. M. Lereboullet signale le fait dans
son observation et M. Savy l'a noté dans son observation III. Nous l'avons nous même observé.

Lorsque commence à se manifester l'abaissement
de la température, l'apyrexie complète est encore
loin d'être atteinte. L'organisme ne parvient à ce
stade ultime qu'avec lenteur. La défervescence ne
s'effectue ni en lysis, ni par saccades à intervalle
variable ; elle est essentiellement irrégulière et cette irrégularité parait témoigner de la peine qu'a
le sujet à recouvrer son équilibre antérieur. De
sorte qu'il serait difficile de déduire de l'aspect
de la température seule un élément de pronostic ;
nous allons voir qu'au contraire la coexistence d'un
abaissement relatif de température et d'une reprise de poids est un indice en faveur de la guérison.

Courbe de poids. — MM. Bezançon et Pierre Weill ont étudié la courbe de poids au cours des poussées évolutives de la tuberculose pulmonaire. D'après ces auteurs le poids s'abaisse dès le début de la poussée, l'amaigrissement paraissant même parfois précéder l'élévation thermique. Cet abaissement persiste ou même s'aggrave légèrement tant que dure la période aiguë de la poussée, et cela quel que soit le régime suivi par le malade. Il est un moment où la courbe remonte. L'ascension de la courbe est un des phnomènes précurseurs de la fin de la poussée. Elle précède nettement la chute de température. C'est de tous points ce qu'on observe dans la pneumonie tuberculeuse. L'amaigrissement est un des troubles de la période prémonitoire ; toujours observé, il est d'habitude léger. Alors que la température est encore subfébrile et les signes stéthoscopiques aussi prononcés qu'au premier jour, la reprise du poids traduit le premier indice favorable et rapidement la température tend à l'abaissement. On enregistre une élévation pondérale constante et assez vive. Tel sujet a gagné 10 kilos après quelques mois d'amélioration. Le malade de M. Lereboullet accusa 40 kilos d'augmentation en dix-huit mois.

Sang. — MM. Bezançon et Braun ont signalé dans leurs observations une diminution des globules rouges. Ils ont observé une leucocytose marquée dont le taux cependant n'a jamais atteint les chiffres énormes qu'on trouve dans la pneumonie franche. Il se rapprochait du taux observé chez des individus atteints de pneumonie caséeuse.

La pression artérielle est abaissée.

Remarquons que dans aucune observation on n'a signalé d'*œdème* ; c'est un symptôme observé dans la pneumonie caséeuse.

La *Durée* de l'affection est variable. Il ressort de l'analyse des observations que la longueur moyenne est d'un an. Dans le cas dont l'évolution fut le plus rapide (M. Savy, observation II) la température était revenue à la normale un mois et demi après le début, et les signes stéthoscopiques disparaissaient au sixième mois. La résolution s'effectue en sept mois dans le cas de M. Tecon. Chez le malade de M. Devé, c'est au bout d'un an que s'effacent les derniers râles. Le sujet observé par M. Lereboullet présentait encore quelques signes dix-huit mois après l'invasion. La malade de M. Mollard était apyrétique dès le quatrième mois, mais quelques râles pouvaient être perçus après la toux, au cours d'un récent examen, après une évolution de deux ans.

De l'exposé détaillé des symptômes, se dégage cette notion que les courbes de température, de poids, méritent une observation attentive. C'est un fait depuis longtemps connu que la tuberculose chronique évolue par poussées, et M. de Brunel de Serbonnes s'est attaché récemment à le préciser. Ces poussées ont une allure clinique qui les rapproche des maladies infectieuses aiguës en général en ce

sens qu'elles s'accompagnent d'une série de réactions cycliques considérées habituellement comme
caractéristiques de l'état infectieux. Nous avons
dit ce qu'était l'évolution thermique et pondérale.
La courbe de pression s'abaisse pendant la période
aiguë de la maladie. Enfin la poussée présente une
courbe leucocytaire qui reproduit dans ses grandes
lignes la courbe leucocytaire générale de l'état infectieux. Mais ces poussées tuberculeuses diffè-
rent dans leur ensemble des poussées qui se ren-
contrent dans les autres états infectieux. Dans ces
dernières on rencontre des phénomènes critiques
qui font totalement défaut dans la tuberculose ;
cette remarque faite, il demeure acquis que la poussée pneumonique évolue comme une poussée quel-
conque au cours de la tuberculose chronique.

CHAPITRE V

Diagnostic

———

Pour schématiser on peut dire qu'il y a trois périodes où le diagnostic hésitera : au début, c'est la période où le pneumocoque apparaît comme l'agent pathogène en cause. Un peu plus tard, en présence du syndrome clinique de la pneumonie aiguë, celle-ci étant éliminée par la durée anormale des signes, on songera à toutes les hépatisations pulmonaires à longue durée, aux diverses affections qui peuvent revêtir le masque de l'hépatisation chronique. Enfin, la nature bacillaire étant avérée, il faudra discerner la forme pneumonique curable.

Le problème est hérissé de difficultés ; nous l'envisagerons aux différents stades du diagnostic.

L'attention a été attirée ces dernières années sur les rapports que pouvaient affecter le bacille de Koch et le pneumocoque. M. Landouzy écrivait: « On voit parfois des malades qui commencent par une pneumonie à pneumocoques et qui finissent par une pneumonie caséeuse. On peut alors se demander si l'infection pneumococcique a ouvert la voie à la tuberculose ou s'il s'agissait d'une infection mixte d'emblée ». Après les exposés déjà anciens de MM. Ménétrier et Duflocq, une observa-

tion fut présentée en novembre 1912 par MM. Me-
netrier et Legrain à la Société Médicale des
Hôpitaux de Paris. Il s'agissait d'une pneumococcie surajoutée à l'évolution d'une tuberculose chronique et affectant la forme pneumonique. L'autopsie témoignait de l'indépen-
dance anatomique entre les lésions tuberculeuses et les lésions dues au pneumocoque, vérifiant
ainsi la coexistence des deux processus. On conçoit qu'il y ait des cas où l'on puisse incrimi-
ner dans une évolution aiguë les deux agents pathogènes. M. Bezançon reconnaît bien la complexi-
té de ces cas lorsqu'il dit. : « Je reconnais l'im-
portance du pneumocoque comme agent de com-
plication chez les tuberculeux ; j'ai observé chez
ceux-ci des pneumonies à pneumocoques, mais elles
ont l'évolution habituelle de la pneumonie franche ; il est certain, d'autre part, que les infections
banales, en particulier les infections pneumococciques, doivent jouer un rôle important dans le ré-
veil des infections latentes chez les tuberculeux et
qu'enfin chez les tuberculeux fibreux on observe
souvent des infections broncho-pulmonaires aiguës
que l'on pourrait prendre pour des infections tuberculeuses mais que l'examen des crachats montre
comme relevant des microbes des voies respiratoires et non du bacille de Koch. »

L'association de l'infection à pneumocoques et
de l'infection tuberculeuse a été observée aussi par
MM. Ribadeau-Dumas et Philibert dans quatre
cas.

Enfin, même dans les cas où la nature bacillaire

est hors de conteste à cause du passé du malade, à
cause de l'évolution, et parce que le bacille de Koch
est décelé par l'examen bactériologique, le pneumocoque intervient. 3 fois sur 9 dans les cas de
pneumonie tuberculeuse qu'il a observés, Braun a
trouvé du pneumocoque dans les crachats.

Ainsi la question apparait inextricable puisque
aussi bien on a invoqué l'antériorité de l'un ou l'autre agent dans l'association morbide ou leur participation simultanée et égale.

Au point de vue qui nous occupe, nous ne retiendrons des longues discussions engendrées par ces
associations pathogènes qu'un fait : la présence
du bacille de Koch dans l'expectoration, alors que
le septenaire classique est révolu. La période prodromique avec amaigrissement, le début moins
dramatique, la température irrégulière, la persistance des signes d'hépatisation après plusieurs semaines, conduiront au diagnostic étiologique même
si la recherche du bacille de Koch a été différée.

Exception faite de ces cas particuliers où bacille de Koch et pneumocoque peuvent participer
au même processus, c'est le tableau de la pneumonie qui ouvre la scène chez un individu dont les
précédents pathologiques sont nuls. Rien de plus caractéristique que le début et le cycle d'une pneumonie lobaire aiguë franche frappant un adulte.
A côté des grands caractères distinctifs, il est classique de décrire dans la pneumonie franche des
signes qui ne sont pas constatés ou que l'on retrouve amoindris dans l'affection analysée.

Nous avons dit le début moins dramatique, la dyspnée moins vive ; on ne note pas l'angoisse du faciès et sa rougeur, pas d'herpès... mais ce sont là des considérations accessoires.

Dans le cas habituel, le diagnostic de pneumonie franche à pneumocoques est porté malgré la période prémonitoire d'amaigrissement, bien que l'expectoration échappe aux signes habituels. L'absence de phénomènes critiques, la persistance des signes d'hépatisation et de la température, alors que la nature tuberculeuse du foyer n'est pas démontrée par l'épreuve bactériologique, pourront accréditer le diagnostic de pneumonie chronique.

Cette affection est plus fréquente à la base qu'au sommet. Alors que la pneumonie lobaire aiguë est terminée, subsistent de la matité, une expectoration muco-purulente, le souffle, les râles. L'apparition d'hémoptysies, un état cachectique avec amaigrissement, fièvre, sueurs, conduit au diagnostic de tuberculose pulmonaire, et ici la symptomatologie s'évade des cadres que nous avons reconnus à la pneumonie tuberculeuse. D'ailleurs l'examen bactériologique, positif quant au pneumocoque, négatif au point de vue tuberculeux, les inoculations au cobaye, à la souris, aideront au diagnostic. Récemment MM. Caussade et Logre ont rapporté quatre observations de pneumococcie pulmonaire prolongée qui se traduisit par des signes pseudo-cavitaires ou pseudo-pleurétiques. A la pneumonie fibrineuse d'évolution brève et cyclique, les auteurs opposent ces pneumococcies d'évolution traînante

et capricieuse. Il suffit de se rappeler l'existence
de ces formes. Certaines pneumonies grippales
doivent être rangées à côté des faits de cette caté-
gorie.

En ce qui concerne le type décrit par Charcot,
il est extrêmement rare ; sa nature même ne saurait
être considérée comme établie puisque à l'époque
où Charcot traçait le tableau des pneumonies chroniques, on ne connaissait ni le pneumocoque, ni le
bacille de Koch. Et Netter dit à ce sujet que des
examens répétés des produits expectorés sont né-
cessaires pour déterminer s'il n'y a pas en même
temps tuberculose pulmonaire.

Il est une autre circonstance, beaucoup plus fréquemment rencontrée en clinique, où l'on aura à
faire le diagnostic entre la pneumonie à pneumocoques et la pneumonie tuberculeuse : c'est le cas
de la pneumonie à résolution lente. Le cas est relativement fréquent puisque Grisolle dans son
traité de la Pneumonie dit que la plupart des malades qui sortent de l'hôpital dans un état de santé
tel qu'ils peuvent immédiatement reprendre leurs
pénibles travaux présentent néanmoins à l'auscultation des signes indiquant que le poumon n'a pas
repris toute sa perméabilité.

Ainsi sur 103 malades qui sortirent du 20ᵉ au 55ᵉ
jour à dater du début de la maladie, 37 seulement
ne présentaient plus ni à l'auscultation ni à la percussion aucun phénomène morbide. Il en est encore
ainsi à l'heure actuelle, mais c'est particulièrement
dans les cas où l'on voit persister tous les signes de

l'hépatisation pendant plusieurs semaines après la déférvescence que la question se pose : La tuberculose n'intervient-elle pas dans cette résolution tardive ?

Dans la majorité des cas, le problème est très facile à résoudre ; tous les signes fonctionnels ont disparu, la déférvescence est difinitive, le malade reste apyrétique ; il reprend de l'appétit, ses forces reviennent, bref on a sous les yeux un convalescent vrai, alors même que l'on entend encore du souffle et des râles crépitants.

En cas de doute, la radioscopie vient encore à l'aide du clinicien. Ainsi qu'a eu l'occasion de le constater un certain nombre de fois notre maître, M. Mollard, ces hépatisations persistantes se traduisent, même à cette période, sur l'écran, par l'ombre triangulaire caractéristique. Nous avons dit précédemment que dans la pneumonie tuberculeuse l'ombre de la lésion affectait au contraire des limites diffuses. En supposant donc un sujet atteint d'une pneumonie bacillaire et qui serait apyrétique, on voit que l'examen radioscopique constituerait une précieuse ressource pour le diagnostic.

Dans un autre ordre d'idées ,d'après Bezançon et Braun, les épanchements localisés, et en particulier la pleurésie interlobaire, sont parfois difficiles à différencier d'un foyer tuberculeux pneumonique. Le siège scissural, d'après ces auteurs, le maximum de matité dans la région interlobaire, les variations des bruits d'auscultation (souffle

tubaire, tubo-pleural ,pleural) sont autant de facteurs d'erreur, à tel point que parfois seules la
ponction et la radioscopie permettent de les différencier.

Enfin les signes perçus pourront être interprétés comme une des formes de la congestion pulmonaire, maladie extrêmement protéique (type Woillez, pleuro-pneumonie...). Les caractères de la congestion pulmonaire sont plus flous : moindre intensité des phénomènes de début après une période
prémonitoire mal établie, élévation thermique faible ; mais il ne faut pas oublier qu'on a tous les in-
termédiaires entre la congestion pulmonaire et la
pneumonie.

Il est en particulier une modalité de la congestion pulmonaire, la spléno-pneumonie de Grancher,
qu'il faudra éliminer. Elle simule de fort près la
pleurésie par ses symptômes physiques, avec un début et un syndrome général de pneumonie. La variabilité des signes et la bénignité de l'affection
qui se termine en trois semaines concourront à fa-
ciliter le diagnostic.

Mais il n'en est pas de même de la spléno-pneumonie tuberculeuse du même auteur. Sa symptomatologie se rapproche beaucoup de celle d'une pneumonie franche atténuée, et partant de certains cas
de la pneumonie tuberculeuse que nous décrivons
ici. Dans notre affection, les symptômes sont fixes;
du début à la terminaison on a affaire à un foyer
d'hépatisation dont les signes sont d'une remarquable ténacité. Dans la maladie que Grancher a appelé spléno-pneumonie tuberculeuse, le trait parti-

culier du tableau, celui sur lequel il insiste est précisément la *variabilité des signes*. Ce sont tantôt les signes classiques de la congestion pulmonaire sans épanchement pleural, avec augmentation des vibrations vocales, tantôt — parfois du jour au lendemain — ceux non moins classiques de la pleurésie : faiblesse du murmure respiratoire, submatité, diminution des vibrations.

La preuve de l'étiologie bacillaire étant faite, on pourra avoir à discuter les caractères différentiels de la broncho-pneumonie tuberculeuse. Celle-ci a un début brusque, marqué par la dyspnée vive et une cyanose prononcée, des phénomènes généraux graves. Essentiellement variables sont les signes auditifs, d'ailleurs disséminés, le plus souvent bilatéraux. L'évolution est rapidement aggravée, habituellement mortelle en quelques semaines.

Par élimination, nous n'avons retenu que la pneumonie caséeuse en vue du diagnostic à établir. La caséification étant le terme ultime d'une hépatisation préalable, on conçoit, qu'au début, au stade d'hépatisation, les signes perçus seront identiques. Les différences s'accusent seulement après un temps d'ailleurs variable : dans un cas c'est l'ulcération du parenchyme avec le cortège auditif qui lui est propre et des signes généraux graves : sueurs, hecticité ,amaigrissement, cachexie ; dans l'autre c'est avec la persistance des signes d'hépatisation une courbe de température et de poids favorable, un état général qui s'amende. Nous allons plus attentivement examiner les éléments du pronostic à ce stade, déjà avancé, de l'affection.

CHAPITRE VI

Pronostic

Les considérations qui précèdent montrent qu'il est téméraire d'établir un pronostic à la période de début. A ce moment l'ensemble des signes impose le diagnostic de pneumonie caséeuse et le pronostic que l'on porte est fatal. Or la connaissance des faits que nous avons rappelés montre qu'une forme réputée grave et toujours mortelle doit désormais laisser une place à l'espoir d'une curabilité relative ou même complète. Mais les éléments du pronostic favorable ne se dessinent qu'assez tardivement, à une période avancée de l'affection, et ils demandent à être attentivement recherchés.

Avant leur disparition, les râles sous-crépitants peuvent en imposer pour une fonte du parenchyme et en accréditant le diagnostic de pneumonie caséeuse, ces bruits pseudo-cavitaires entraineront immédiatement un pronostic sévère .Pourtant si l'on tient compte de l'état général qui n'a fléchi que passagèrement et du désaccord assez accentué qui s'établit entre les signes généraux et les signes locaux, le pronostic demeurera hésitant. Bien plus. quelle que soit la modalité dont s'objective le foyer pulmonaire : bruits pseudo-cavitaires (dont nous

avons signalé plus haut la fugacité) ou d'hépatisation pure, ces signes perdront leur valeur au
point de vue du pronostic en faveur des signes généraux. Nous avons montré que dans l'éventualité
heureuse, au lieu de tendre aux larges oscillations
de l'hecticité, la température s'amendait, alors que
la courbe de poids marquait le début de son ascension.

« Le tracé thermique bien que se prolongeant
pendant plusieurs semaines, ne reproduit jamais
les larges oscillations de la fièvre hectique et présente au contraire, au milieu de ses irrégularités,
une tendance générale à baisser progressivement.
C'est toutefois la courbe des poids, qui, quelque
temps après le début, permettra le plus souvent de
mettre en doute l'évolution ulcéro-caséeuse du
foyer d'hépatisation tuberculeuse ; l'amaigrissement progressif, intense et rapide, aboutissant à
la cachexie terminale, ne se produit jamais au
cours de la maladie. » (Savy).

Ce sont là les indices certains, les seuls d'après
lesquels on soit autorisé à émettre un doute sur
l'évolution vers la caséification.

On a dit que le souffle tubaire intense indique
une hépatisation massive qui ne se résoudra que
très exceptionnellement au lieu que si le souffle
est léger, à timbre doux, le pronostic est plus favorable. Obscurité respiratoire veut dire engoue-
ment assez dense, puisque l'air ne parvient plus
aux alvéoles. C'est pourquoi ce signe est plus grave
que les râles fins, même les râles crépitants. On doit

considérer comme de bon augure l'apparition de
râles fins dans un territoire pulmonaire qui était
complètement silencieux (Orsat). Chez les pneumoniques tuberculeux guéris, le souffle fut tubo-
pleural et même pleural plutôt que nettement tubaire, il était accompagné de râles. Mais ces pré-
somptions en faveur du pronostic sont 'faibles et
ces considérations n'ont guère qu'un intérêt rétros-
pectif.

Il ne faut pas davantage faire état des signes
fonctionnels d'ailleurs généralement atténués.
Point de côté, toux, dyspnée, ne traduisent nulle-
ment l'état des lésions et leur tendance.

En matière de pronostic immédiat, les signes
généraux doivent seuls intervenir.

Au point de vue du pronostic éloigné, on ne peut
que faire des réserves. La production d'un foyer
pneumonique dans un parenchyme antérieurement
sain traduit une poussée bacillaire aiguë ; même en
l'absence d'antécédents tuberculeux évidents, la
pathogénie la plus vraisemblable suppose un foyer
minime à l'origine. Un tel organisme est donc en-
semencé par le bacille depuis un temps plus ou
moins long, il a soutenu le choc de la poussée aiguë
tuberculeuse ,mais sa vulnérabilité n'en demeure
pas moins établie, il n'est pas à l'abri de nouvelles
attaques.

Si dans des cas exceptionnels, la curabilité totale a été péremptoirement démontrée se maintenant pendant plusieurs années, considérable est
le nombre des observations défavorables. Le ma-

lade de M. Devé (observation I) succombant un an
après la guérison apparente à une poussée granu-
lique est à cet égard suggestif. Tel malade fait des
foyers pneumoniques successifs, tel autre présente
une localisation épididymaire ou laryngée ; un
pneumonique tuberculeux guérit son foyer d'hépatisation mais des lésions bacillaires concomittantes poursuivent leur évolution en un autre point
du poumon et le pronostic inéluctable est confirmé.

De tels faits imposeront une grande circonspec-
tion dans les cas où l'on est amené à se prononcer
sur l'avenir pathologique d'un malade frappé de
pneumonie tuberculeuse. On devra toujours se rappeler qu'il a fait une poussée bacillaire aiguë.

En présence des terminaisons les plus diverses,
pouvant varier entre la guérison complète et la
mort, le pronostic sera donc extrêmement réservé,
aussi bien le pronostic immédiat que le pronostic
éloigné. Il sera fondé sur les signes généraux. On
ne devra, en aucun cas, abandonner l'espoir d'une
absolue curabilité, siles signes généraux apparaissent favorables.

CHAPITRE VII

Anatomie Pathologique, Pathogénie

L'anatomie pathologique des lésions qui créent le tableau clinique de la pneumonie tuberculeuse ne peut être établie que d'après des hypothèses. On en est réduit à raisonner par analogie ou d'après les données de l'expérimentation, mais sans preuves nécropsiques, en raison de l'absence d'autopsies faites au moment opportun. Lorsque les pièces ont pu être prélevées sur la table d'amphithéâtre le sujet avait évolué comme un tuberculeux chronique banal ou fini dans une nouvelle poussée aiguë. La lésion initiale, seule intéressante au point de vue qui nous occupe était alors cicatrisée ou modifiée dans son aspect.

Braun a fondé ses déductions anatomo-pathologiques sur l'étude des crachats et les données fournies par l'expérimentation. Dans les pneumonies tuberculeuses caséeuses ou non caséeuses aussi bien que dans la pneumonie fibrineuse aiguë à pneumocoques la cytologie révèle, au début de l'affection, les mêmes gouttelettes d'exsudat séro-albumineux sur fond de mucus hyalin et l'intégrité des cellules alvéolaires.

La cytologie amène donc à envisager ces diverses formes d'atteinte pneumonique comme liées, au

début, à un processus histologique identique. Par
l'expérimentation, Braun a étendu cette idée : « L'i-
noculation dans la trachée de doses importantes
de matières tuberculeuses, reproduit chez le lapin
et le cobaye des foyers d'alvéolite massive à type
pneumonique (alvéolite catarrhale et fibrino-leuco-
cytique) entraînant rapidement l'hépatisation
d'une portion importante du poumon qui ne tarde
pas à se caséifier et à donner, au bout de plusieurs
semaines, des lésions comparables à celles qu'on
voit chez les individus ayant succombé tardivement. Autour des lésions hépatisées, si on fait un
examen relativement précoce, on trouve des zones
étendues de splénisation qui s'insinuent entre les
agglomérations de lobules en état d'hépatisation
ou de nécrose. A l'alvéolite aiguë répondent les
phénomènes réactionnels généraux du début, les
crachats à type pneumonique (exsudat séro-albumineux et mucus) ; au stade de caséification ré-
pond l'état nécrotique de l'expectoration ». Et de
l'étude des crachats, de l'expérimentation il tire
cette conclusion : « Les lésions chez l'homme seront caractérisées de la façon suivante : hépatisation d'une portion du parenchyme pulmonaire dûe
au bacille de Koch, caséification et nécrose partiel-
les dans cette zone, elle-même enveloppée par une
zone étendue de splénisation tuberculeuse. »

Dans les cas qui nous intéressent nous ne pou-
vons retenir que la première partie de ces conclu-
sions puisque le passage à la caséification ne s'effectue pas.

Il convient de remarquer qu'on ne peut pas rapprocher absolument les injections trachéales mas-
sives faites chez les animaux de ce qui se passe
spontanément chez l'homme. Dans ce dernier cas,
il semble bien — et c'est l'opinion qui tend à pré-
valoir — que par l'hypothèse de Sabourin on ex-
plique la production des foyers pneumoniques. La
pneumonie tuberculeuse n'est primitive qu'en apparence ; dans les cas comme les nôtres, elle constitue sans doute la première manifestation importante, bruyante, de la maladie ; il n'en est pas
moins vrai pourtant que ces sujets étaient depuis
plusieurs mois entrés dans la période latente de
l'affection et que leur état général avait déjà subi
une altération grave en rapport avec la germina-
tion de tubercules non décelables encore à l'auscultation.

Chez eux, il se produit, par rupture d'un de ces
tubercules, comme l'enseigne Sabourin, *une embolie tuberculeuse* qui va ensemencer un territoire
plus ou moins important du parenchyme pulmonaire, tout comme dans les expériences précitées.

Toutefois, il est permis de supposer que dans de
telles embolies le nombre des bacilles peut varier,
être dans certains cas beaucoup moins important
que dans d'autres, et que d'autre part ces bacilles
peuvent être virulents à des degrés divers. La clinique montre tous les jours des tuberculeux, à lésions très minimes, à peine décelables à l'auscultation, et cependant profondément intoxiqués, déjà
cachectiques ; à côté d'eux ,d'autres tuberculeux,

porteurs de cavernes, mais à peine amaigris, ca-
pables de s'alimenter et présentant presque l'aspect de gens bien portants. Donc les influences qui
interviennent pour produire les lésions plus ou
moins étendues, plus ou moins graves ,suivant les
cas, nous échappent dans une certaine mesure, et
l'on peut dire avec Léon Bernard : « Nous ne savons rien ; nous ne savons même pas si toutes les
déterminations de la maladie sont dues à une seule et même espèce bactérienne, ou si l'on doit distinguer dans le bacille de Koch des races, voire
des espèces différentes douées d'un pouvoir pathogène différent. Récemment encore, Burnet mon-
trait qu'avec nos moyens d'investigation, on ne
peut établir aucun parallélisme entre la virulence
expérimentale d'un bacille de Koch et la gravité
clinique de la lésion d'où il est extrait. »

Dans ces conditions ,il n'est pas téméraire de
supposer que dans certains cas où le bacille est peu
nombreux ou de virulence faible, chez des sujets
dont la réaction se fait violemment à l'encontre de
l'agression bacillaire, la résolution complète des
foyers pneumoniques puisse se réaliser. Cette éventualité ,reconnaissons-le du reste, est on ne peut
plus rare. Dans le plus grand nombre des atteintes
pneumoniques, la caséification est fatale, au moins
dans une partie limitée du foyer ; dans d'autres,
il est vraisemblable que la guérison s'opère par le
moyen de la transformation scléreuse de tout ou
partie du foyer. Ceci est conforme à ce que l'on
sait de l'évolution des lésions tuberculeuses en gé-

néral. Et pour n'en citer qu'un exemple, ne voit-on pas dans la plèvre, toutes les modalités possibles d'évolution, depuis la purulence de l'épanchement avec transformation de la plèvre en une membrane pyogénique, jusqu'à la restitutio ad integrum, c'est-à-dire la résorption complète d'énormes amas fibrineux englobant des tubercules et des masses caséeuses.

Nous n'insisterons pas davantage sur ces données jusqu'à un certain point hypothétiques ; nous ignorons en effet en l'absence d'autopsies la forme et le degré des lésions pulmonaires dans les cas curables que nous avons rapportés. Mais ce qui paraît, a priori, incontestable — et les études histologiques si intéressantes de Bezançon et de Jong sur le crachat tuberculeux en constituent une preuve en apparence suffisante — c'est que l'hépatisation tuberculeuse est produite par le bacille de Koch lui-même. Il y a vingt-cinq ans, le professeur Renaut, dans la thèse de Riel affirmait déjà le fait et décrivait les caractères histologiques, confirmés depuis par tous les auteurs, de cette pneumonie à la fois fibrineuse et catarrhale. Les expériences récentes de Bezançon et de Jong ont montré qu'en injectant directement le bacille dans les bronches et l'alvéole pulmonaire, on déterminait une alvéolite à la fois fibrineuse et catarrhale. Il ne subsiste dont aucun doute, semble-t-il.

Le seul point qui reste à élucider est de savoir si cette lésion est fatalement vouée à une nécrose au moins partielle. Les observations que nous avons rapportées semblent démontrer que parfois, très rarement ,cette nécrose ou cette caséification ne se produit pas ; ou, du moins, est réduite à une proportion tellement infime qu'elle est inappréciable en clinique et que la guérison peut être considérée comme absolue.

CHAPITRE VIII

Traitement

On ne peut songer à mettre les résultats heureux sur le compte de la thérapeutique instituée. Al'heure actuelle, la thérapetique la plus active en matière de tuberculose pulmonaire aiguë est par trop illusoire. D'ailleurs ni sérum tuberculeux, ni pneumothorax ne furent entrepris. Les malades de MM. Lereboullet, Mollard ,Savy, Tecon ont été soignés par la révulsion et l'hygiène générale habituelle. M. Devé écrit : « Chez mon malade, j'ai borné la thérapeutique à des enveloppements humides du thorax, avec une potion légèrement opiacée et une petite dose d'alcool (thé au rhum) pendant la phase aiguë. C'est que, en présence de l'évolution favorable qui s'est rapidement dessinée et surtout étant donnée l'heureuse conservation de l'appétit, j'ai craint de troubler par une médication intempestive ce que la bonne nature faisait si bien toute seule. » Et MM. Bezançon et Braun, à propos de leurs cas de guérison relative, déclarent : « L'intervention doit être aussi sobre que possible. Les mesures hygiéniques doivent être appliquées ici comme dans la tuberculose en général; elles ont suffi à elles seules, et parmi elles, surtout

le repos au lit, à permettre en un temps plus ou
moins long, le retour à une santé relative. »

A la période de début, au moment où l'affection
en impose pour une pneumonie franche, et à cause
même de ce diagnostic erroné, il y a utilité à ins-
tituer le traitement de la pneumonie lobaire franche. Localement, les enveloppements humides et
la révulsion : vésicatoires, pointes de feu, ventou-
ses. Au point de vue général, on prescrira les toniques habituels : tood, alcool, champagne. On sou-
tiendra le cœur par les toniques cardiaques appro-
priés. « On s'efforcera de maintenir l'irrigation
sanguine des territoires hépatisés pour éviter la
caséification, et pour cela on donnera des toniques
cardiaques si la tension artérielle descend au-dessous de la normale » (Orsat).

Lorsque la nature de l'affection apparaît évidente, les agents thérapeutiques ne seront pas modifiés. Les seules mesures à rappeler sont des con-
seils d'hygiène générale à cause de la contamina-
tion toujours possible de l'entourage.

Plus tard, dans la période de convalescence, les
médicaments reconstituants, parmi lesquels l'ar-
senic tiendra la première place, seront mis en œu-
vre. On devra toujours compléter le traitement par
l'aérothérapie prolongée. Il faudra enfin soustrai-
re de tels malades aux atmosphères confinées, aux
causes de surmenage, de refroidissement, et ne jamais cesser de les considérer comme des proies fa-
ciles pour le germe tuberculeux.

CONCLUSIONS

1° Il existe une forme curable de la pneumonie tuberculeuse lobaire.

2° Dans cette forme, les symptômes sont au début comparables à ceux de la pneumonie franche, en ce qui concerne les signes physiques. Ces derniers sont remarquables par leur longue persistance qui peut dépasser un an.

Le bacille de Koch est constaté dans les crachats dès le début de la maladie.

3° Mais la curabilité peut être prévue, à un moment donné, d'après la courbe de poids qui s'élève d'une façon progressive et continue ; d'après la courbe thermique, qui, accidentée de quelques poussées fugaces, suit une marche lentement descendante ; d'après la disparition du bacille de Koch des crachats.

4° Le diagnostic se pose ,au début, avec la pneumonie à pneumocoques, puis avec les pneumonies à évolution lente, avec les diverses formes de congestion pulmonaire, avec la pleurésie interlobaire.

L'analyse attentive des signes cliniques, la radioscopie, la ponction exploratrice, l'examen bactériologique des crachats et leur inoculation, con-tribueront à étayer le diagnostic.

La nature tuberculeuse de l'affection étant reconnue, il faudra encore distinguer les pneumo-nies tuberculeuses curables des spléno-pneumonies tuberculeuses et enfin des pneumonies caséeuses.

5° Les foyers pneumoniques que nous avons en vue nous semblent produits par le bacille de Koch lui même. Il y a, de son fait, production d'une al-véolité à la fois fibrineuse et catarrhale, qui en l'absence d'autre pathogénie, peut être attribuée au phénomène de l'embolie bronchique tuberculeuse.

6° Les observations que nous avons groupées semblent démontrer que la zone primitive d'hépati-sation n'est pas fatalement vouée à la caséification et c'est ce qui constitue la pneumonie tuberculeuse curable.

BIBLIOGRAPHIE

AUCLAIR. — La nature des processus tuberculeux éclairée par l'étude des poisons du bacille de Koch (*Revue de la Tuberculose*, 1904).

BÉRIEL. — *Précis d'Anatomie Pathologique.*

BERNARD (L.). — *Journal Médical Français*, 15 août 1913, *Bulletins et Mémoires de la Société Médicale des Hôpitaux de Paris*, 1912, n° 30.

BEZANÇON et BRAUN. — *Soc. méd. des hôpitaux*, 1912, n° 30.

BEZANÇON et DE JONG (L.). — Etude histo-chimique et cytologique du crachat des tuberculeux (*Bull. méd.*, 1908) (*Soc. méd.*, séance du 27 novembre 1908).

BEZANÇON et DE SERBONNES (H.). — Les courbes thermiques des poussées évolutives de la tuberculose pulmonaire chronique (*Revue de la tuberculose*, avril 1911, n° 2.

BEZANÇON et WEILL. (M. P.). — La courbe de poids au cours des poussées évolutives de la tuberculose pulmonaire chronique (*Soc. méd. hôp.*, Paris, 16 déc. 1910).

BRAUN (P.). — *Formes cliniques et pathogénie des foyers pneumoniques tuberculeux* (thèse Paris, 1911).

BRET (J.). — *Essai de différenciation de la pneumonie aiguë hyperplasique avec les diverses formes de pneumonies chroniques* (th. Lyon, 1891).

BRUNEL DE SERBONNES (H.). — *Les poussées évolutives de la tuberculose pulmonaire chronique* (th. Paris, 1911).

CAUSSADE et LOGRE. — Pneumococcie pulmonaire prolongée (*Soc. méd. hôp.*, Paris, 4 avril 1913).

CHARCOT. — *Thèse d'agrégation*, 1860.

DEBOVE. — La Pneumonie tuberculeuse (*Gaz. des Hôp.*, 1906).

DEVÉ. — Pneumonie tuberculeuse résolutive (*Normandie médicale*, 18 mars 1910).

— Un nouveau cas de pneumonie tuberculeuse résolutive (*Normandie médicale*, janvier 1913).

DIEULAFOY. — *Manuel de Pathologie Interne*, 16ᵉ édit.

GRANCHER. — Spléropneumonie (*Soc. méd. hôp.*, 1883).

— Maladies de l'appareil respiratoire.

GRANCHER et HUTINEL. — Art. phtisie *in Dict. encycl. des Soc. méd.*

GRISOLLE. — *De la pneumonie*, 1864, 2ᵉ édit.

HALBRON (P.). — *Tuberculose et infections associées* (th. Paris, 1906). — Bronchopneumonies tuberculeuses expérimentales (*Soc. d'Etudes Sc. sur la tub.*, 12 oct. 1911).

HORAND (H). — *Les formes basales de la tuberculose pulmonaire* (th. Lyon, 1910).

JACCOUD (S.). — *Phtisie pulmonaire.*

JOLTRAIN (Ed.). — *Origine sanguine des pneumonies et bronchopneumonies* (th. Paris, 1910). — La pneumonie expérimentale (*Tribune méd.*, janvier 1911).

DE JONG (L). — *Etude histo-clinique et cytologique des crachats* (th. Paris, 1907).

LANDOUZY. — *Traité de Méd. et de Thérap.*, tome VII.

LECLAIR. — *Pneumonie franche chez les tuberculeux* (th. Paris, 1901).

LEMIERRE, ABRAMI et JOLTRAIN. — Origine sanguine de la pneumonie franche aiguë (*Gaz. des Hôp.*, 29 septembre 1908).

LEREBOULLET. — Un cas de pneumonie tuberculeuse suivie de guérison (*Soc. méd. hôp.*, Paris, 22 nov. 1912).

MALLOIZEL. — *Réactions pleuro corticales* (th. Paris, 1907).

MARFAN. — Phtisie pulmonaire (in Traité de Médecine, Bouchard, Brissaud, 1901).

MÉNÉTRIER et LEGRAIN. — Infections aiguës simultanées pneumococcique et tuberculeuse (Hépatisaton pulmonaire et granulie) (Soc. méd. hôp., Paris, 8 mars 1912).

MOLLARD. — Lyon-Médical, 1910.

MOSNY et MALLOIZEL. — Spléno-pneumonies (Rev. de Méd., 1909-10).

NETTER. — Pneumonie lobaire (in Traité de Méd. de Bouchard-Brissaud).

ORSAT. — Processus pneumonique dans la tuberculose pulmonaire (th. Lyon, 1912).

PONCET et LERICHE. — La tuberculose inflammatoire, 1912.

POTAIN. — Pleuro congestion (Bull. Méd., 25 août 1895).

QUEYRAT. — De la spléno-pneumonie (Gaz. des Hôp. 1892).

REGAMBEAU. — Th. d'Agrég., Paris 1880.

RENAUT. — Note sur la tuberculose en général et sur les formes fibreuses pneumoniques en particulier (Soc. des Sc. méd., Lyon, 1879).

RIBADEAU, DUMAS et PHILIBERT. — Association de l'infection à pneumocoque et de l'infection tuberculeuse chez le nourrisson (Soc. méd. hôp., Paris, 15 nov. 1912).

RILL. — De la pneumonie tuberculeuse lobaire (th. Lyon 1888).

SABOURIN. — Les embolies bronchiques tuberculeuses, 1906.

SAVY. — Les pneumonies tuberculeuses curables (Soc. méd. hôp., Paris, 21 février 1913).

TECON. — Revue médicale de la Suisse Romande, 21 juin 1913.

TRIPIER (R.). — Congrès de Washington, 1908. — Traité d'anatomie pathologique générale.

WEILL. — Précis de médecine infantile, 3e édit., 1911.

WOILLEZ. — Traité des maladies aiguës des voies respiratoires.

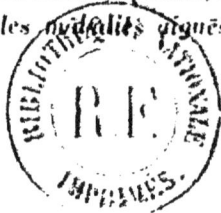

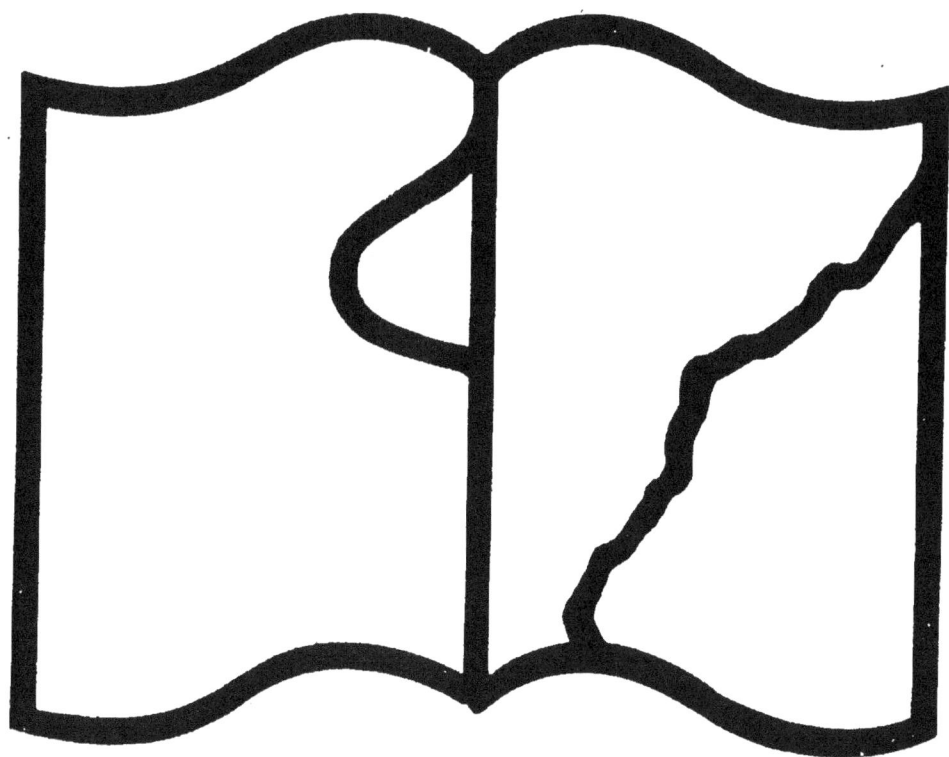

Texte détérioré — reliure défectueuse

NF Z 43-120-11

www.ingramcontent.com/pod-product-compliance
Lightning Source LLC
Chambersburg PA
CBHW050615210326
41521CB00008B/1261